《乳腺 X 线征象分析》编委会

主　编：郭庆禄

副主编：张　嫣　冯长征　叶志球

编　委：马　捷　洪庆山　王文静

　　　　刘永熙　肖祎炜　贺小明

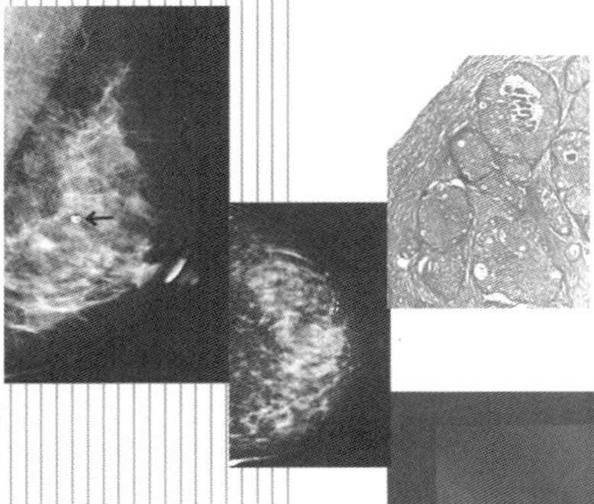

乳腺X线征象分析

ANALYSIS OF BREAST X-RAY SYMPTOMS

主编◎郭庆禄

暨南大學出版社
JINAN UNIVERSITY PRESS

中国·广州

图书在版编目（CIP）数据

乳腺X线征象分析/郭庆禄主编．—广州：暨南大学出版社，2014.10
ISBN 978－7－5668－1133－2

Ⅰ.①乳…　Ⅱ.①郭…　Ⅲ.①乳房疾病—X射线诊断　Ⅳ.①R816.4

中国版本图书馆CIP数据核字（2014）第192264号

出版发行：暨南大学出版社

地　址：中国广州暨南大学
电　话：总编室（8620）85221601
营销部（8620）85225284　85228291　85228292（邮购）
传　真：（8620）85221583（办公室）　85223774（营销部）
邮　编：510630
网　址：http：//www.jnupress.com　http：//press.jnu.edu.cn

排　版：广州市天河星辰文化发展部照排中心
印　刷：广州市新怡印务有限公司

开　本：787mm×960mm　1/16
印　张：8.75
字　数：157千
版　次：2014年10月第1版
印　次：2014年10月第1次
印　数：1—5000册

定　价：30.00元

前　言

乳腺癌的发病率有逐年上升的趋势，现已成为威胁女性健康的第一杀手。我国女性乳腺癌死亡率正在以每年3%的速度增长，且发病年龄趋于年轻化，严重危害了广大女性的健康。

早期发现、早期诊断和早期治疗对提高乳腺癌病人的生存率和生活质量至关重要，而影像学检查在早期发现和诊断中占有十分重要的地位。乳腺病变的检查有多种方法，其中主要包括X线检查、超声影像检查、CT检查、MRI检查、PET-CT检查、红外线热像仪成像、计算机体层激光乳腺摄影、影像引导穿刺活检，以及近年来的乳腺X线体层摄影和超声弹性成像。每种检查方法都各有其特点。目前，公认的最基本的乳腺检查方法是X线摄影，它不仅安全、简便、低价，而且诊断率高，是乳腺疾病检查或常规乳腺癌普查的最佳选择。全世界许多国家都将乳腺X线摄影作为乳腺癌普查的主要手段，特别是数字化乳腺摄影的应用，进一步提高了图像的清晰度和对比度，大大地提高了乳腺癌的检出率。

近年来，各地各级医疗机构大量添置了乳腺X线检查设备，同时开展乳腺疾病影像诊断工作，对乳腺X线摄影和X线影像诊断专业人才的需求量大量增加。目前，医学影像学教材及相关参考著作中很少有涉及乳腺疾病X线诊断及鉴别诊断的，供临床一线影像工作者解决实际问题的工具书就更缺乏了。应广大乳腺影像工作者的要求，我们编写了《乳腺X线征象分析》一书，希望能够作为乳腺疾病诊断工作者的工具书，在日常工作中对乳腺常见病、多发病、罕见病起到帮助诊断及鉴别诊断的作用。

本书病例全部是广东省妇幼保健院近二十年来手术病理证实的病例，以丰富、翔实、清晰的数字化X线图像为主，以乳腺疾病所形成的X线影像学特征作为各章节分类的依据，对可以形成某一影像的各种病例进行影像学分析与鉴别，提供诊断和鉴别诊断的依据。本书内容丰富，数据翔实，图文并茂，言简意赅，涵盖面广，便于查阅，特别适合临床一线乳腺影像工作者阅读。

由于编者精力有限，时间紧，任务重，内容如有不妥之处，敬请广大读者批评指正，我们将虚心接受。

编者

2014 年 7 月 23 日

目　录

2 乳腺 X 线分型

3 乳腺良性疾病

4 乳腺恶性疾病

5 乳腺癌的TNM分期

附录

1　乳腺X线摄影检查方法

自从1969年法国Gros首先应用钼靶X线管进行乳腺X线摄影后，乳腺癌的诊断率大大提高了。1973年上海成功研制出中国第一台钼靶X线机并将之应用于临床诊断，在发现了几例无肿块的早期乳腺癌后，该技术逐渐被推广到全国各地。乳腺X线摄影是目前诊断乳腺疾病，特别是发现早期乳腺癌的一种最重要、最有效的检查方法，也是诊断T0期乳腺癌首选的检查方法。

乳腺摄影是一项精细的工作，要求操作人员不仅应有高度的责任心，同时还应掌握正确、熟练的操作技术。据某专业医院大样本的回顾性评估显示，该项漏诊率约为0.23‰，其原因主要为病灶未摄入片内。因此，乳腺照片非常重要的一个质量指标应为——相关的标志性解剖结构应摄入片内。

“工欲善其事，必先利其器。”一台设计先进、功能完善、性能稳定的乳腺X线机是乳腺影像诊断工作中必不可少的。本书中的所有乳腺X线图像均来自广东省妇幼保健院使用的意大利吉特（GIOTTO）数字化乳腺X线机，其专业性和高质量的成像效果为我们的诊断和治疗提供了重要保障。

1.1　摄影体位

常用体位是内外侧斜位（MLO位）和头尾位（CC位）。在内外侧斜位（MLO位）照片中，虽然有多种因素会导致胸大肌显示形态不一，但必须在照片上方清晰显示乳腺下角、头侧乳腺组织、腺体后脂肪组织及整个乳头；在头尾位（CC位）照片中，胸大肌应显示于照片边缘，腺体后脂肪组织、乳腺中间的组织、乳腺组织及整个乳头均应清晰显示（见图1－1）。

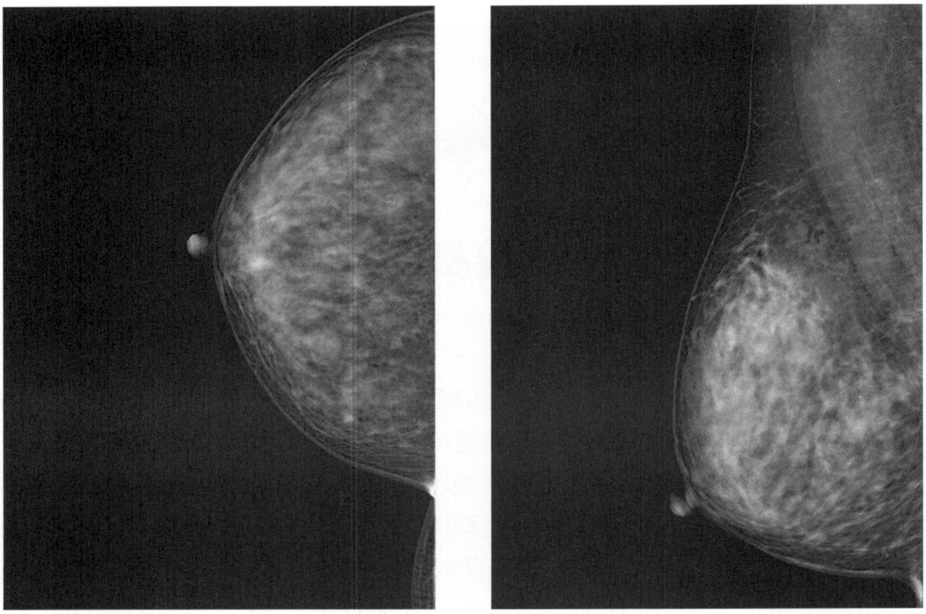

左为头尾位（CC 位）照片，右为内外侧斜位（MLO 位）照片

图 1－1　摄影体位

1.2　加压摄影

乳腺摄影时适当加压会提高摄影效果，主要原因为：①适当加压可使散射线减少，提高影像质量；②适当加压可使乳腺密度均匀；③适当加压可使重叠的乳腺结构分离，病变易于显示；④适当加压可使乳腺组织软射线量减少；⑤适当加压可使胶—片距离缩小，几何模糊度降低；⑥适当加压可使乳房组织固定，防止移动。

由于加压会使被检者产生不适感，因此必须在影像质量、不适感及厚度之间寻找最佳平衡点。一般而言，三者之间的最佳平衡点应为 12 kg 左右，乳房压缩厚度为 45 mm。此外，应该注意加压时用手尽量将乳房由胸壁向片内伸展，以防加压时将位于边缘的病灶挤压出片外。同时，观察乳头是否在乳房中央位置，以及其是否符合解剖位置，如乳头回缩，应将乳头轻轻拉出来，并要摊散开，放平，然后加压固定。以上这些都是乳腺摄影时必须注意的问题。

1.3　选择性乳导管造影术

此法一般在乳腺平片摄影后进行。方法简单、安全、无副作用，能显示导管内病变的部位、范围、程度及导管分支走向，对诊断、治疗有一定的指导意义。

1.4　乳腺放大摄影

遇乳腺内可疑细微钙化或病灶，可采用小焦点放大摄影，将乳房置于放大摄影支架上，按常规摄影取内外侧斜位或头尾位（见图 1－2）。

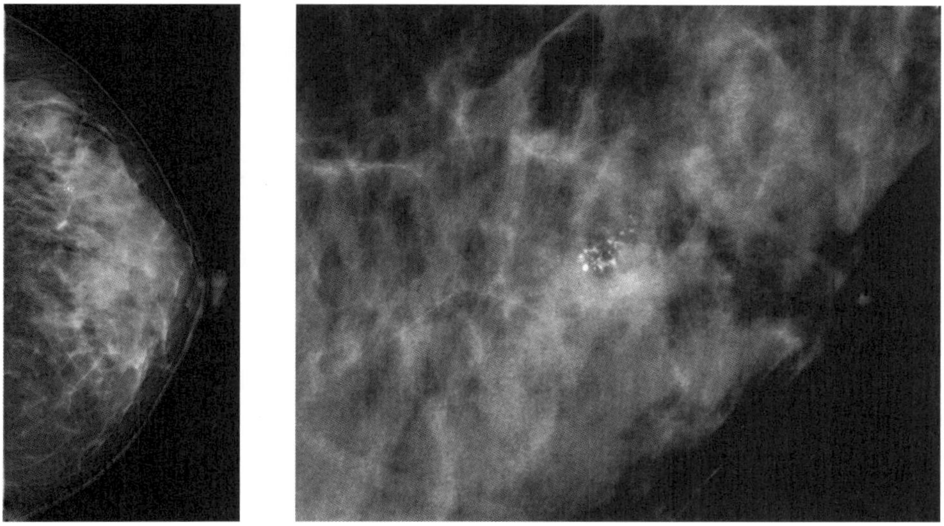

图 1－2　乳腺放大摄影

1.5　数字化乳腺 X 线立体定位穿刺活检术

数字化乳腺 X 线立体定位穿刺活检术是 20 世纪 90 年代在电子计算机辅助下发展起来的一种新的乳腺检查方法。它一般是在常规乳腺 X 线片观察分析的基础上，通过电子计算机立体定位仪指导，将穿刺针直接刺入乳腺可疑病变区取得活体组织标本后，进行组织病理学检查的一种方法。同手术活检组织标本比较，其灵敏性是92%，特异性是94%。通过此法既可使患者确诊，又可避免外科切检之苦和细针吸细胞学检查定位困难的不足。因为此技术是在电子计算机辅助下完成的，定位误差不超过0.5 mm，故技术先进，定位准确，操作简单，患者痛苦小，易于接受，安全可靠。由于所取标本有一定体积，组织成分多，可进行组织病理学检查，所以对临床价值大，既可为临床基础研究提供更多的资料，又可提高乳腺微小病灶的早期诊断水平。在进行的200多例检查中，乳腺癌的诊断正确率高达98%。所以，此方法现已代替冰冻切片检查，这样可大大缩短患者的手术时间，减少患者的痛苦。因确诊为癌的患者不久即行切除手术，所以无须考虑针道播散问题。

1.5.1 适应证

本法适用广泛，不仅适用于X线片上所显示的肿块病变（特别是临床上触诊不到的），而且对X线片上表现可疑恶性的乳腺微小病变的术前定性检查具有独到之处。其适应证主要分为以下两类：

（1）可疑的异常病灶：Breast Imaging Reporting and Data System（BI－RADS）category 4。此类病变无特征性的乳腺癌形态学改变，但有明确恶性的可能。

（2）高度怀疑为恶性的异常病灶：Breast Imaging Reporting and Data System（BI－RADS）category 5。这些异常病灶包括：肿块、微钙化、结构扭曲。对一些X线片上所显示的可能为良性的病灶（BI－RADS category 3），需要6个月的随访观察。对一些有乳腺癌病史或乳腺癌家族史和一些焦虑患者的良性病灶也可以进行立体定位穿刺活检。

1.5.2 设备和操作步骤

（1）设备：广东省妇幼保健院使用意大利吉特（GIOTTO）数字化乳腺X线机，以及与其配套的电子计算机辅助立体定位仪、PRO－MAG2.2型自动活检枪和乳腺活检针。

（2）操作步骤：①一般患者取坐位，也可取卧位，无须特殊准备。②医生观察分析X线片和检查患者后，将患者乳腺可疑病变部位准确置于X线机托板上，轻加压固定在压迫器中心位置。③X线自上向下对病灶分别正、负24度角平行投照两次，投照技术条件与普通X线摄片相同。投照后得到同一病灶的两个不同位置的图像，将图像放在电子计算机辅助立体定位仪上。

④用计算机所具有的标尺分别测量病灶的两个位置，所得数据自动输入计算机。计算机测出病灶应取的深度后，指示穿刺架自动调节到受检位置处。⑤医生对穿刺部位的皮肤进行常规消毒、局部麻醉后，用自动活检枪将乳腺活检针（14、16或18号）通过穿刺架孔快速射入病灶，即可取得活体组织标本。⑥用福尔马林固定后送病理检查，如有需要可多点多次取材，但位置和深度均由计算机调节。⑦检查完毕后，局部压迫止血。

1.5.3　假阴性诊断问题

1.5.3.1　假阴性诊断问题产生的原因

假阴性诊断问题产生的原因主要有以下几个方面：①工作初期经验不足，机器操作不熟练；②机器故障，核对不准确，加之病变较小，定位有偏差；③穿刺点少；④细针，尤其是18号针取得的组织少，或者是穿刺针的重复使用；⑤细针穿入肿块内的坏死组织；⑥穿刺部位选择的困难，尤其是对弥漫浸润性病变和广泛的散在钙化性病变穿刺部位的选择。

1.5.3.2　减少假阴性诊断问题的方法

减少假阴性诊断问题可以着重从以下几个方面入手：①熟悉机器性能，熟练掌握操作技术；②定时检测、校对机器，确保机器处于正常的工作状态；③提高医生对X线片的分析和阅读水平，对有病变的部位可多点多次取材；④切开皮肤进针，避免针尖将皮肤带入乳腺组织内或皮肤包埋针头影响标本的质量；⑤建议选择粗针，如14号针，一次性使用，避免因重复使用穿刺针而影响穿刺效果；⑥术中使用麻药量要适中，基本达到止痛效果即可，因为注入过多的麻药会增加局部组织的厚度，进而影响穿刺效果。

1.5.4　禁忌证

使用此术有如下禁忌：①患者体重超过300 lb（约合136 kg）；②患者不能忍受静止不动完成穿刺过程；③乳房太小；④病灶太靠后；⑤病灶在立体定位图像上不清晰；⑥患者有植入体和凝血功能障碍。

1.5.5　并发症

数字化立体定位穿刺活检术的并发症极少，发生率在3.9%以下。已报告的并发症有小血肿、感染、气胸、植入体破裂、血管迷走反应、肿瘤和上皮的转移等。

1.5.6 术后注意事项

（1）术后按压穿刺点 10～15 分钟，直到出血停止。

（2）穿刺点用消毒胶布固定，且 24～48 小时不能接触水。如有条件，病人可用冰袋减轻肿胀和不适。

（3）病人在术后 2～3 天内不能用阿司匹林或其他含水杨酸的药物。

（4）对诊断为良性的病灶，患者要在 6 个月或 1 年内进行影像学随访。

参考文献

［1］Taft Rodney，Chao Ken，Dear Pat，et al.，The role of core biopsy in the diagnosis of mammographically detected lesions，*ANZ Journal of Surgery*，1996，Vol. 66，No. 10.

［2］Wendie A. Berg，Christina L. Arnoldus，Ethiopia T.，et al.，Biopsy of amorphous breast calcifications：pathologic outcome and yield at stereotactic biopsy，*Radiology*，2001，Vol. 221，No. 2.

［3］Whitaker Sewell C.，Pathology of high – risk breast lesions and ductal carcinoma in situ，*Radiol Clin North Am*，2004，Vol. 42，No. 5.

［4］郭庆禄，叶志球. X 线摄片和数字化电脑立体定位穿刺活检对早期乳腺癌的诊断（附 70 例分析）. 影像诊断与介入放射学，2001，10（2）.

［5］郭庆禄，叶志球，刘庆余. X 线摄影、彩色多普勒超声和立体定位穿刺对早期乳腺癌的诊断价值. 中华放射学杂志，2001，35（10）.

［6］郭庆禄，叶志球，魏北阳. 乳腺 X 线立体定位穿刺术的临床价值. 肿瘤防治杂志，2003，10（3）.

2　乳腺 X 线分型

2.1　国内常用分型

根据 X 线表现的乳腺实质和间质的形态、结构、密度，以组织病理学为基础，将乳腺 X 线共划分为四种类型。各种类型因组织病理学改变的程度不同，每一类型又可细分成 2 ~ 3 个亚型，具体分型情况如下：

2.1.1　Ⅰ型—致密型

Ⅰ型—致密型含 Ia、Ib 两个亚型。腺体为主质结构，间质成分比例较小。在 X 线下，Ia 型皮下有不超过 1 cm 的脂肪透亮带，腺体呈半圆形或圆锥形致密团，腺体前缘光滑，密度均匀；Ib 型腺体前缘不规整，凹凸不平，密度不均匀，出现致密团和透亮区，Cooper 韧带呈锯齿状。此型大部分会出现小叶增生、瘤样增生、乳腺囊性增生等改变，属于病理型（见图 2 - 1）。

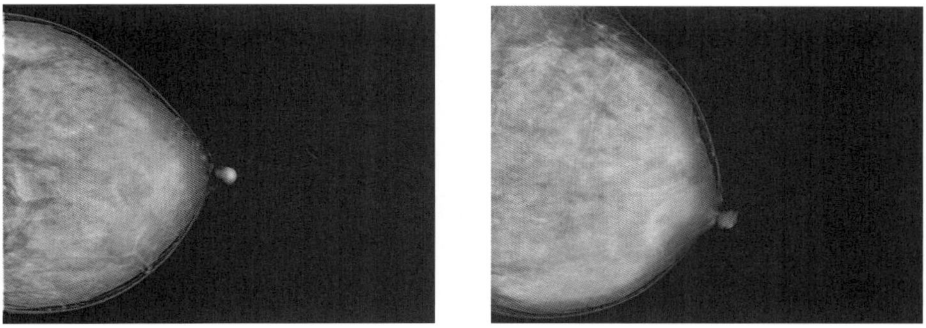

图 2 - 1　致密型乳腺

2.1.2 Ⅱ型—退化型

II 型—退化型含 IIa、IIb 两个亚型。乳腺实质退化，被脂肪和纤维组织取代。在 X 线下，IIa 型腺体退化较彻底，乳腺透亮度增强，细条状乳腺小梁纵横交错，此型以 60 岁以上的老年妇女或肥胖型妇女居多；IIb 型腺体退化不良，残留斑片状或结节状致密影及蜂房样透亮区，乳腺实质呈退行性变、慢性囊性乳腺病等（见图 2－2）。

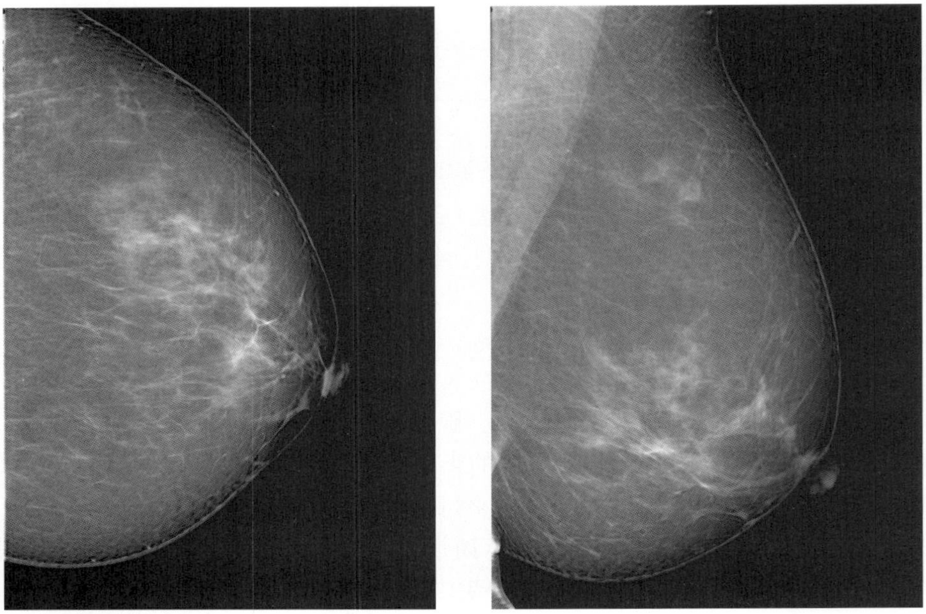

图 2－2　退化型乳腺

2.1.3 Ⅲ型—索带型

III 型—索带型含 IIIa、IIIb、IIIc 三个亚型。该型为乳腺退化不良导管增生型，实质中腺体已大部分退化，但导管上皮增生成复层。重度增生使导管呈柱状扩张，按其增生导管的变形程度可划分为 IIIa 型、IIIb 型、IIIc 型（见图 2－3）。

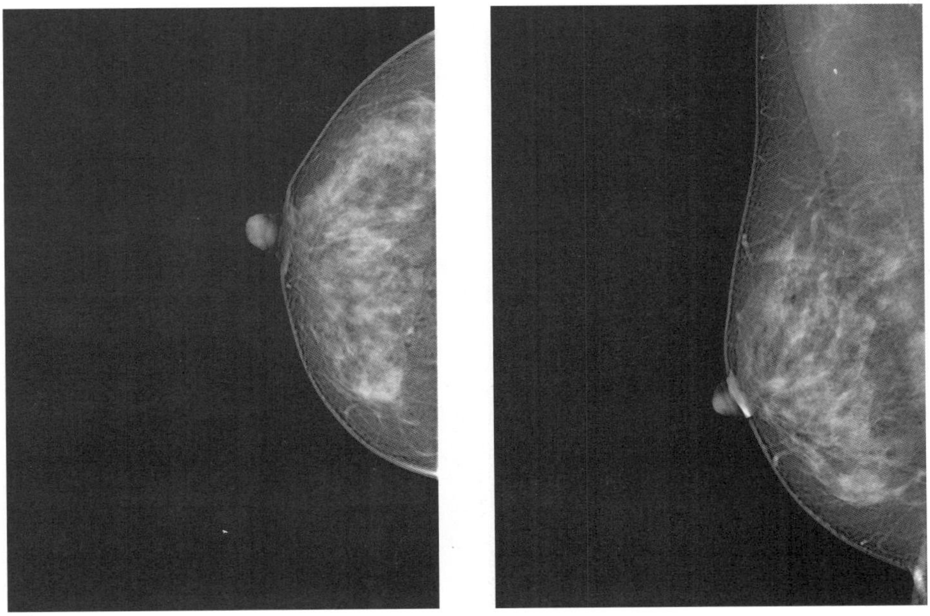

图2－3　索带型乳腺

（1）Ⅲa型。导管增生，但管径和形态无明显变化，以正常解剖排列，呈细条索状致密影。

（2）Ⅲb型。导管增生的数量增多，占据大部分主导管，部分导管扩张、变形，病理切片可见导管上皮细胞明显异形性变。

（3）Ⅲc型。导管普遍扩张，涉及主导管和分支导管，与残留的退化不良的小叶形成串珠样改变。导管可能发生纤维化或互相粘连，形成柱状高密度影，若直径大于0.5 cm，称为大导管相。病理切片可见导管增生、高度异形性、非典型增生及小囊样扩张等改变。

2.1.4　Ⅳ型—混合型

Ⅳ型—混合型含Ⅳa、Ⅳb、Ⅳc三个亚型。此类为前三种类型的混合型，亦属各型间的转化过渡型，按其在X线下的表现可分为三级（见图2－4）。

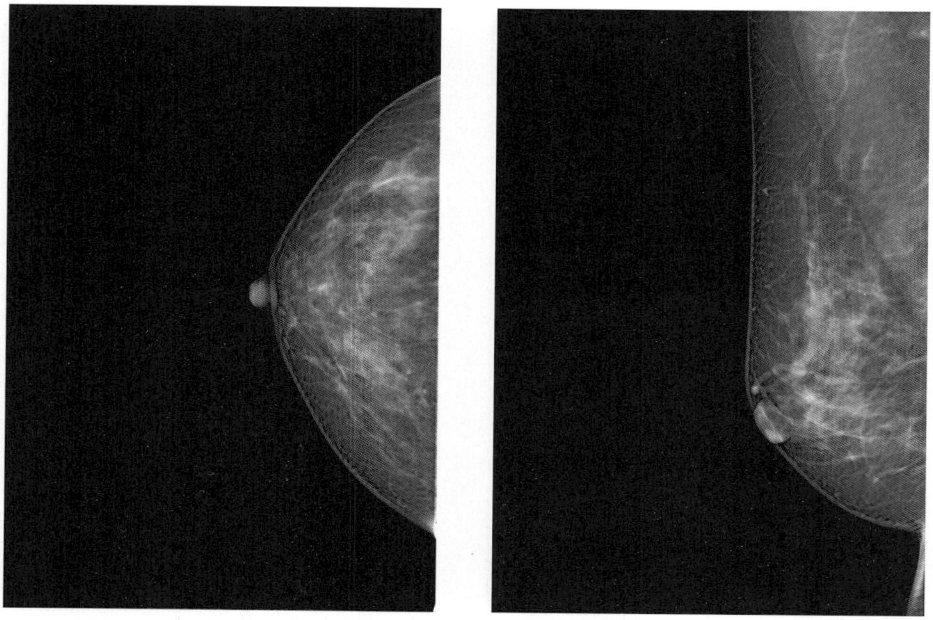

图 2－4　混合型乳腺

（1）Ⅳa 型。乳腺实质正在退化，皮下脂肪和乳腺间质逐渐增多，皮下脂肪层变厚，腺体密度降低，腺体较均匀，前缘较光滑。

（2）Ⅳb 型。腺体退化不良，出现片状、球状和条索状致密影。腺体边缘凹凸不平，Cooper 韧带呈锯齿状，病理切片可见腺体增生、囊状扩张、瘤样增生及慢性囊性乳腺病。

（3）Ⅳc 型。腺体退化不良，导管增生和腺体增生融合，形成不规则的团片状、雪片状、串珠状及蜂房样透亮区。病理切片可见乳腺囊性增生伴随导管增生，组织结构不良，实质内聚集大量变异细胞及非典型增生。此型为腺体、导管、间质等混合增生型。

2.2　美国 BI－RADS 乳腺分型

（1）脂肪型：乳腺组织几乎完全被脂肪组织替代（见图 2－5）。

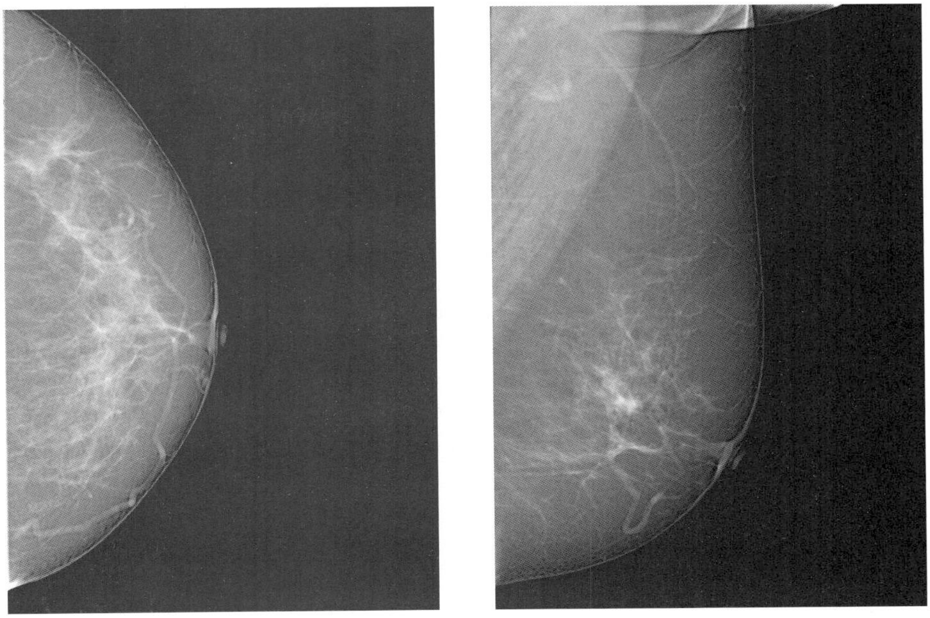

图2－5 脂肪型

（2）少腺体型：有散在的纤维腺体影（见图2－6）。

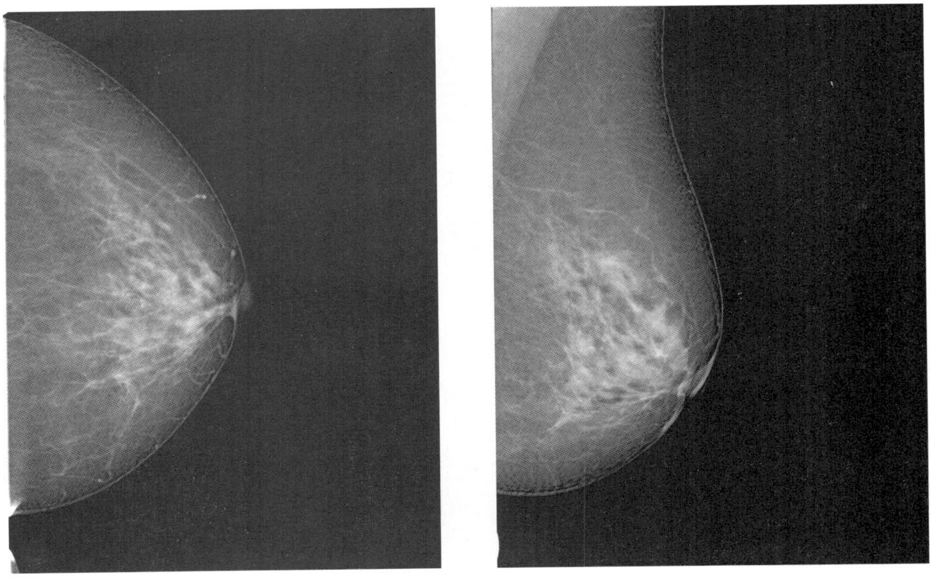

图2－6 少腺体型

（3）多腺体型：乳腺组织分布不均匀，呈密度不均匀改变。这一类型会降低病灶的敏感性（见图 2－7）。

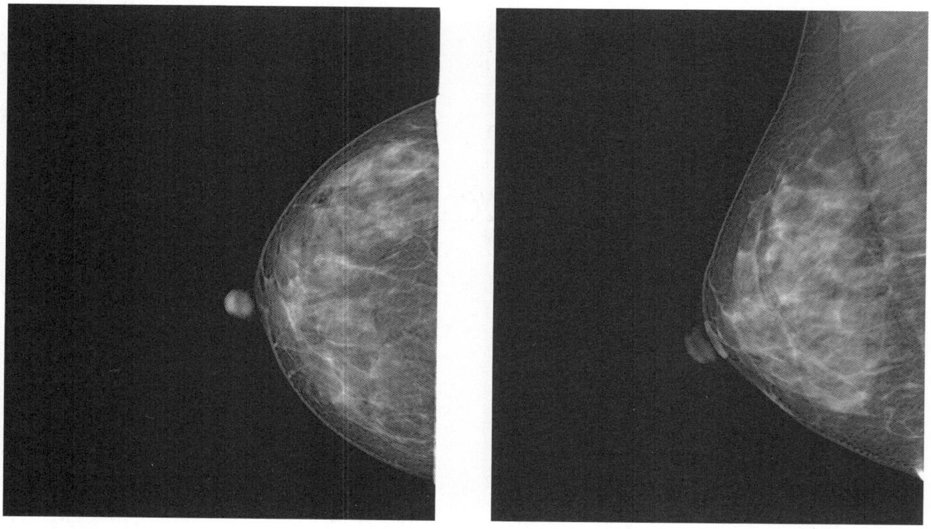

图 2－7　多腺体型

（4）致密型：乳腺组织非常致密，可能会掩盖其中的病灶（见图 2－8）。

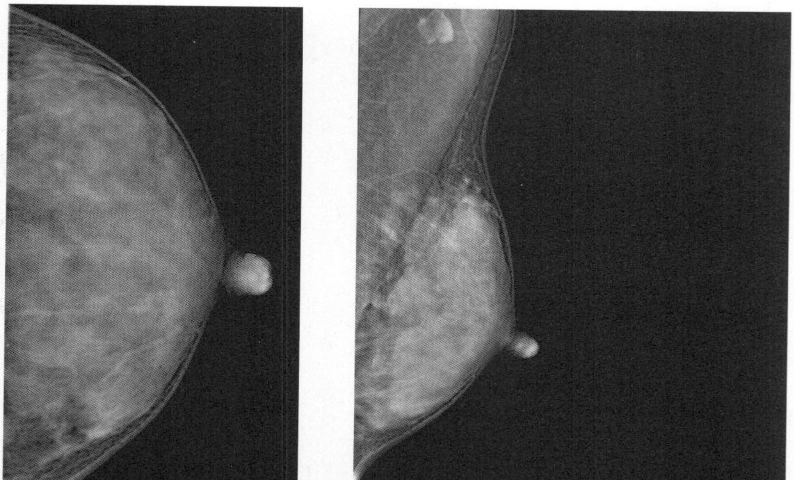

图 2－8　致密型

2.2.1　BI－RADS 分级

2.2.1.1　评估是不完全的

0 级：需要其他影像学检查进一步评估。常在普查情况下应用，在完全的影像学检查后则很少用。推荐的其他影像学检查方法包括局部加压摄影、放大摄影、特殊投照体位、超声等（见图 2－9）。

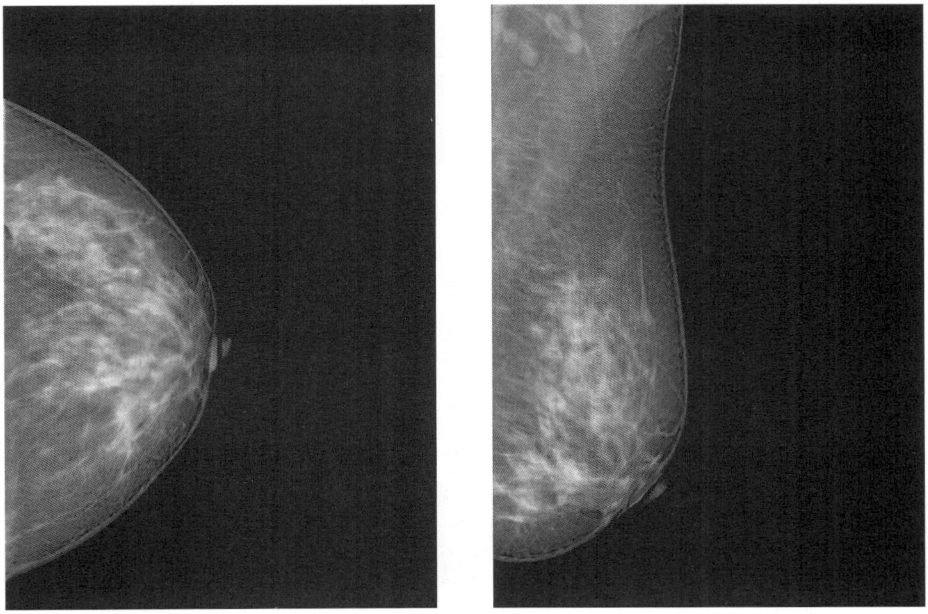

临床触诊发现左乳肿块，钼靶左乳未见明确肿块

图 2－9　BI－RADS　0 级

2.2.1.2　评估是完全的——最后分类

1 级：阴性，无异常发现。乳腺是对称的，无肿块、结构扭曲和可疑钙化现象（见图 2－10）。

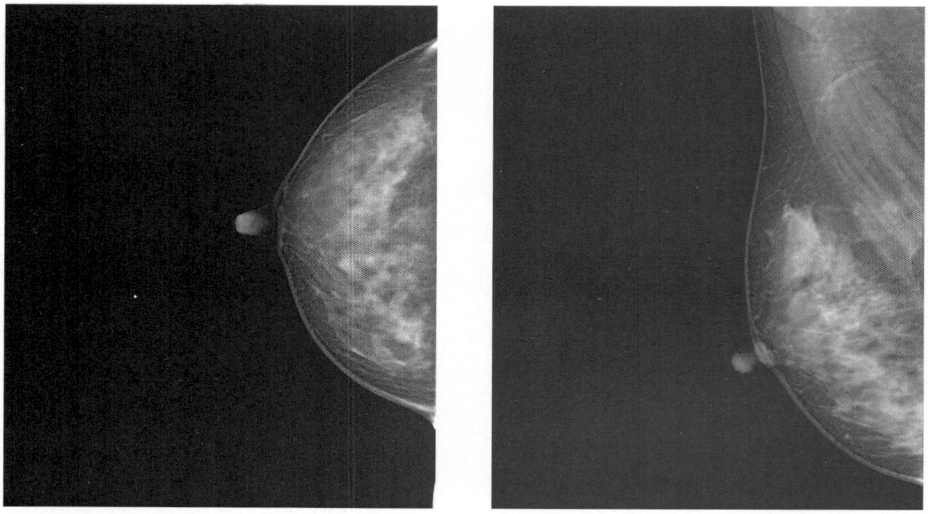

图 2－10　BI－RADS　1 级

2 级：良性发现，也可能是阴性的 X 线发现，但是报告者可能想描述一些改变，如钙化的纤维腺瘤、多发的分泌性钙化、含脂肪的病变（油脂性囊肿、脂肪瘤、输乳管囊肿及混合密度的错构瘤）、乳腺内淋巴结、植入体等。但总的来说并无恶性的 X 线征象（见图 2－11）。

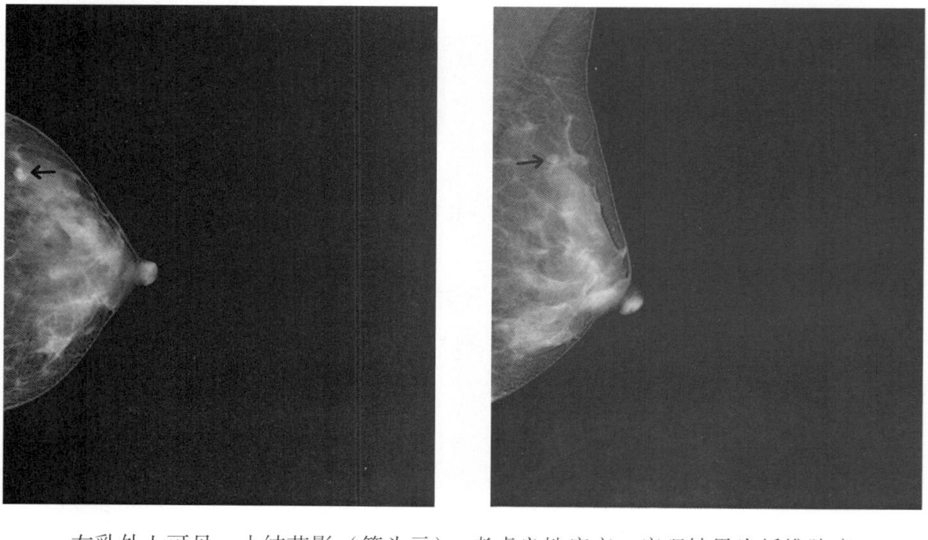

左乳外上可见一小结节影（箭头示），考虑良性病变。病理结果为纤维腺瘤

图 2－11　BI－RADS　2 级

3 级：可能是良性发现，建议短期随访。有很高的良性可能，放射科医生期望此病变在短期（一般为 6 个月）随访中稳定或缩小，以此来证实他的判断。这一级的恶性率一般小于 2%（见图 2－12）。

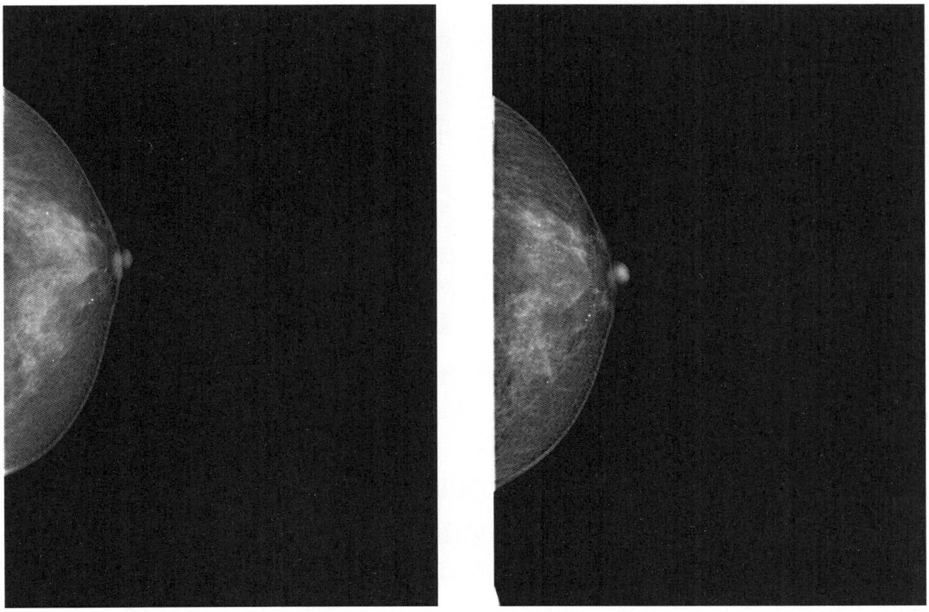

左图可见弥漫分布的点状及片状钙化，右图为 11 个月后的复查片，钙化数量未见明显增多，考虑为腺病的可能性较大

图 2－12　BI－RADS　3 级

4 级：可疑异常，要考虑活检。此类病变无特征性的乳腺癌形态学改变，但有明确恶性的可能。放射科医生应积极鼓励患者做活检，并与临床医生及患者沟通，以便他们作出最后的决定。其恶性的可能性各家报道不一，大致是 2%～50%，一般认为在 30% 左右（见图 2－13）。

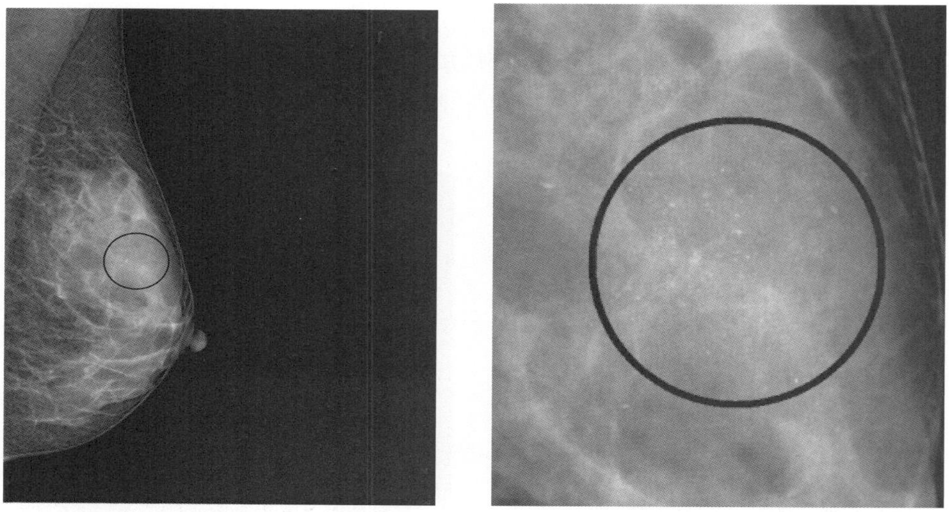

左乳外上见泥沙样钙化沿导管行程分布，手术结果为乳腺导管内癌

图 2－13　BI－RADS　4 级

5 级：高度怀疑恶性，临床应积极采取措施。这一类病变恶性的可能性很大，检出恶性的可能性为 90% 左右（见图 2－14 和图 2－15）。

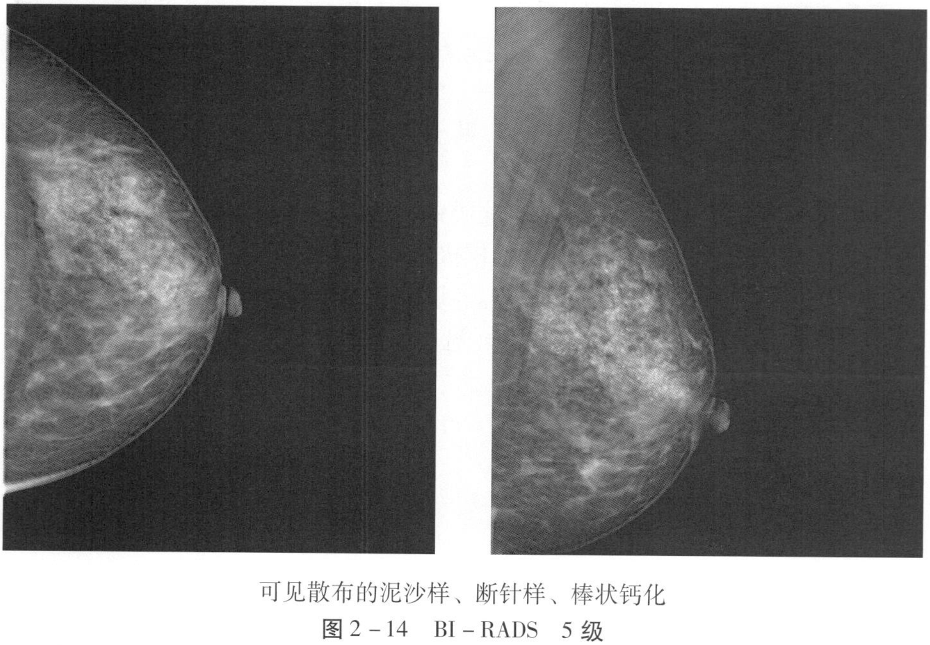

可见散布的泥沙样、断针样、棒状钙化

图 2－14　BI－RADS　5 级

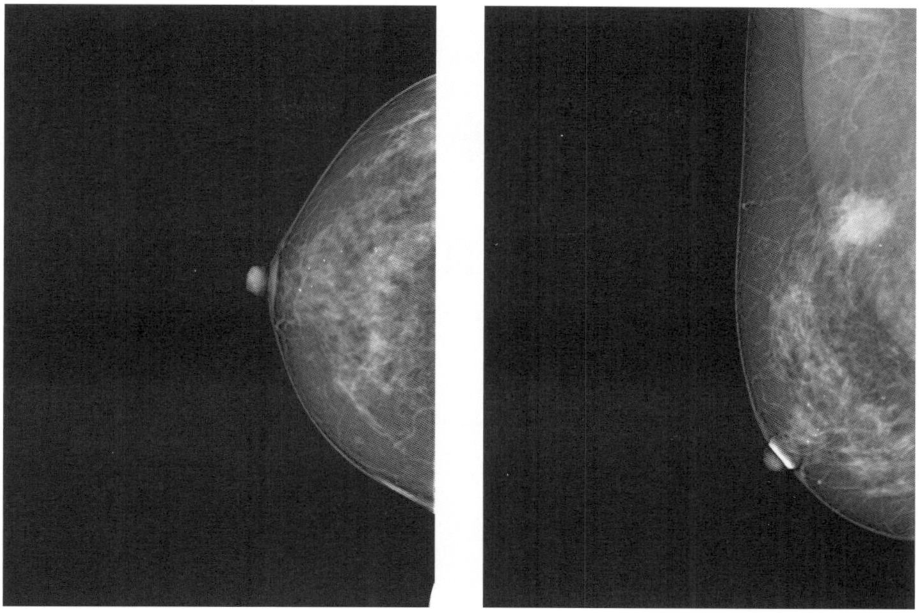

MLO位可见一不规则肿块，其内及周边可见散布点状及片状钙化。由于位置关系，CC位未见明确显示。手术结果为乳腺浸润性导管癌

图2-15 BI-RADS 5级

虽然乳腺癌发生的概率与乳腺X线分型无明确关系，但乳腺X线分级对诊断很有帮助。

6级：病理已经证实为恶性病变。

3 乳腺良性疾病

3.1 乳腺炎症性疾病

3.1.1 乳头乳晕炎

此病变仅局限于乳头及乳晕区。常发生在哺乳期或擦伤、湿疹、疥癣、乳头先天性内陷、长期糜烂等基础上。细菌通过伤口侵入，引起乳头肿大，于乳晕区发生脓肿。

乳头乳晕炎的X线表现：①乳头增大，密度增高，有时乳头内有小囊肿；②乳晕皮肤增厚，表面粗糙，但后缘光滑规整；③出现脓肿或脓肿钙化后，X线片上呈球形致密区，乳头根部向内突出。

3.1.2 急性乳腺炎

急性乳腺炎常见于分泌期，特别是初产妇产后的3～4周内。病原菌多数为金黄色葡萄球菌，少数为链球菌。感染途径主要是病原菌从乳头破裂处或逆导管侵入。急性乳腺炎最主要的症状与体征是病变局部的红、肿、热、痛，以及周围的淋巴结肿大。

急性乳腺炎的X线表现：乳腺组织因炎性水肿而模糊，出现密度增高的片状影。青年女性哺乳期发生的急性乳腺炎，因腺体致密，不易显示急性乳腺炎的X线征象，故X线诊断较为困难。浅表性乳腺炎可显示皮肤水肿增厚，且有向炎症周围正常的皮肤延伸的趋势，同时可见增粗扩张的静脉血管影；局部炎症区显示星形密度增高影，边缘呈毛刺状，应注意与癌肿的区别（见图3－1）。

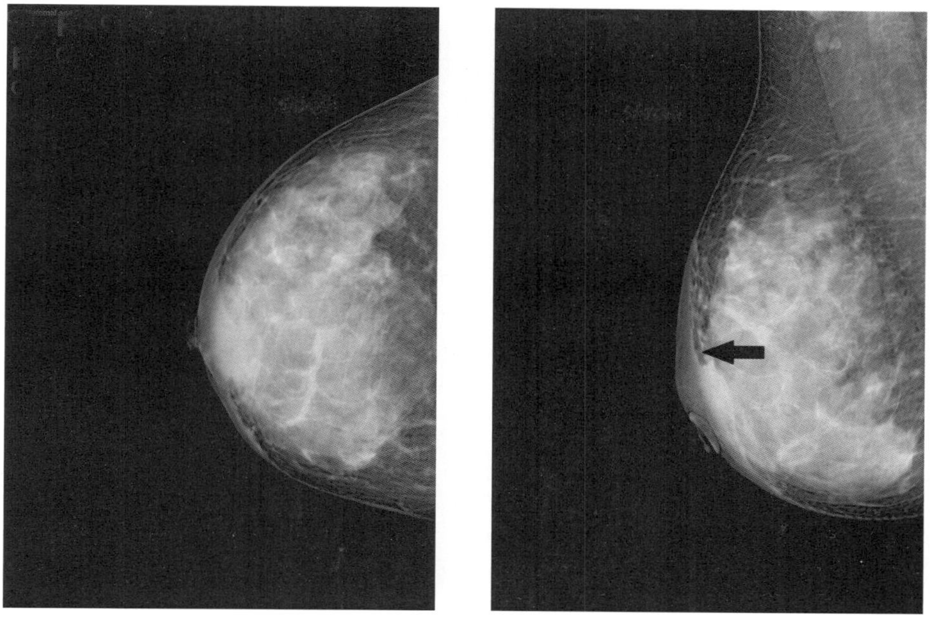

右乳乳晕周围皮肤增厚，乳晕后腺体密度增高，边缘模糊

图 3－1　急性乳腺炎

此病变 X 线诊断须结合临床，一般经抗炎治疗效果明显者方可诊断为乳腺炎。

3.1.3　慢性乳腺炎

多数慢性乳腺炎是因急性炎症治疗不及时或不当而导致的。此症为乳腺实质性炎性改变，病程时间较长，持续性发展，部分临床症状与恶性肿瘤相似。

慢性乳腺炎的 X 线表现：局部出现片状致密影，边缘不清，皮肤稍增厚（见图 3－2）。慢性炎症容易引起漏斗征，这是其与一般良性肿瘤和增生症的主要区别。慢性炎症与恶性漏斗征的主要鉴别点：①乳头正常或轻度内陷；②极少出现大导管相、钙化等其他间接征象；③漏斗征的边缘光滑，边界比较清晰。

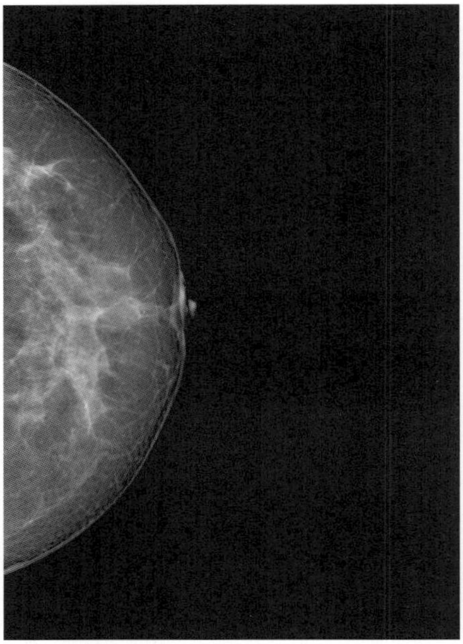
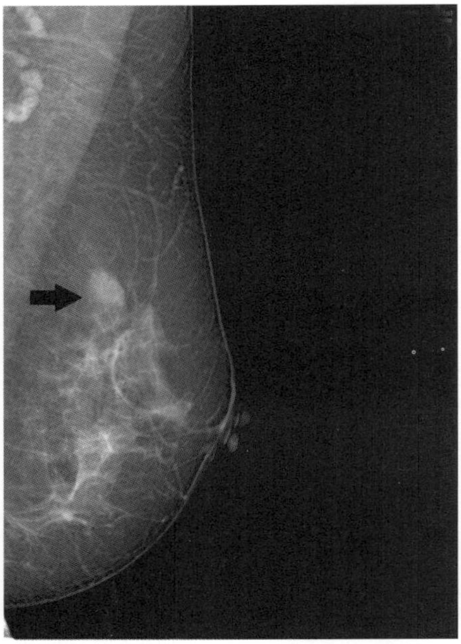

左乳外上可见一片状致密影，边缘模糊，边缘可见漏斗征，其周围可见增粗的血管

图 3－2 慢性乳腺炎

3.1.4 乳腺脓肿

此病变多发生于产后哺乳的女性，初产妇最为多见。多由金黄色葡萄球菌和大肠杆菌感染引起，溶血性链球菌感染较少见。急性感染期病人有发热、畏寒、白细胞增多、腋下淋巴结肿大、乳房肿胀疼痛及乳房有肿块等症状。脓肿表浅时可触及波动，部位较深早期则查不出明显波动。脓肿穿破乳腺管，脓液从乳头排出或向外破溃，可形成窦道。

乳腺脓肿的 X 线表现：乳房表浅脓肿无须 X 线检查，临床也能作出诊断；急性脓肿、深部脓肿及慢性脓肿 X 线检查对诊断很有帮助，能显示明确的脓肿块影。皮下脂肪线模糊、皮肤水肿为重要的 X 线征象（见图 3－3）。急性感染期和感染活动期静脉血管发生增粗扩张改变。乳腺内有不规则致密肿块影，周围似火焰状影。开始脓肿发展迅速，边界不清，以后脓肿的边界逐渐趋于清晰。肿块中心部分无结构，有时脓肿的包膜不完全，边缘呈不光滑规整的阴影。慢性脓肿边缘清晰，与囊肿的 X 线表现极为相似，较难鉴别。乳晕下的脓肿因乳头周围组织水肿隆起而发生乳头内陷改变，乳头因乳腺导管固定而形成内陷征象。

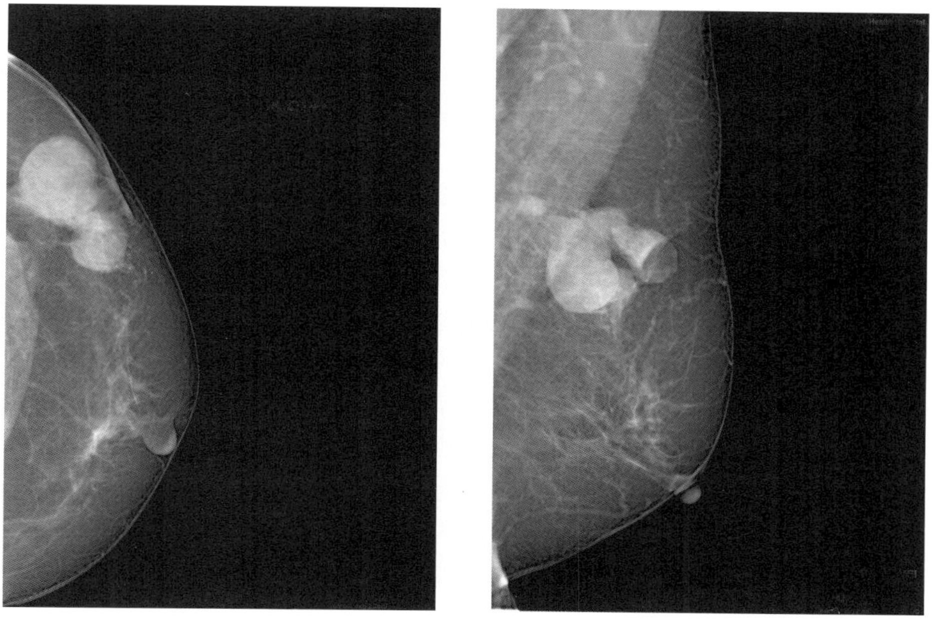

左乳表浅脓肿，X 线见脓肿旁皮肤呈增厚改变，病理学改变为脓肿伴皮肤水肿

图 3－3 乳腺脓肿

鉴别诊断：乳腺脓肿 X 线诊断时主要应注意与血肿、脂肪坏死、癌瘤等进行区别。其不同点在于脓肿起病急，疼痛明显；血肿一般有外伤史；癌瘤肿块边缘有毛刺征象，肿块内出现泥沙样钙化。

3.1.5 乳腺结核

此病现已少见，一般多由其他部位的结核病继发而致，也可能为原发灶。此病可发生于各年龄段，以中青年女性为主。该病初期症状轻微或无明显临床症状。触诊可以摸到明确的肿块（圆形、分叶状或不规则形）。肿块质地韧或硬，活动性极差。浅表病灶容易与皮肤粘连，所以临床更容易被误诊为乳腺癌。乳腺结核容易累及腋淋巴结，所以，因被误诊为乳腺癌淋巴结转移而对乳腺做根治术的事情屡有发生，因此需对乳腺结核作出准确诊断。

乳腺结核的 X 线表现有如下类型：①浸润型。以渗出为主，表现为边缘模糊，密度较低，不规则阴影。②结节型。圆形或椭圆形肿块，边缘光滑规整、锐利，密度均匀，肿块尾部常可见淋巴管影，部分患者结节内伴有钙化，少数可有皮肤增厚。③干酪样型。病变范围较大，呈片状密度增高区，边缘模糊。中心常有几个不规则透亮区，是病灶坏死、液化所致。皮肤增厚，乳头内陷较为常见。

乳腺结核与乳腺癌X线片鉴别诊断：①乳腺结核病变局限，X线片内显示乳腺乳晕周围局限性密度增高，与正常腺体间无明显界线，其间夹杂条索状影；而乳腺癌在X线片上常表现为边界不规则及周围有毛刺的阴影。②乳腺结核病变表浅，大多数有皮肤增厚的改变，局限在乳晕周围。乳晕周围皮肤增厚，可造成乳头内陷。如果乳头内陷为单侧，又可以排除为先天性，应考虑可能为乳腺结核所致。乳腺癌的皮肤增厚部位不固定，范围较为广泛，尤其是炎性乳腺癌，增厚的皮肤厚度不均匀。③乳腺结核可出现乳头、乳晕下区或附近大导管、血管明显增粗改变，一般为3～5 mm。④乳腺结核由于导管内凝聚的脂肪物质常不发生钙化，因此本病的钙化比较少见。当触诊到肿块，X线片表现为边界不规则及周围有毛刺的阴影且可以见到泥沙样钙化时，应首先考虑为乳腺癌。⑤乳腺结核腋下淋巴结肿大时，边缘常较光滑，边界清晰；乳腺癌腋下淋巴结肿大时，则边缘不规则，边界不清（见图3－4）。

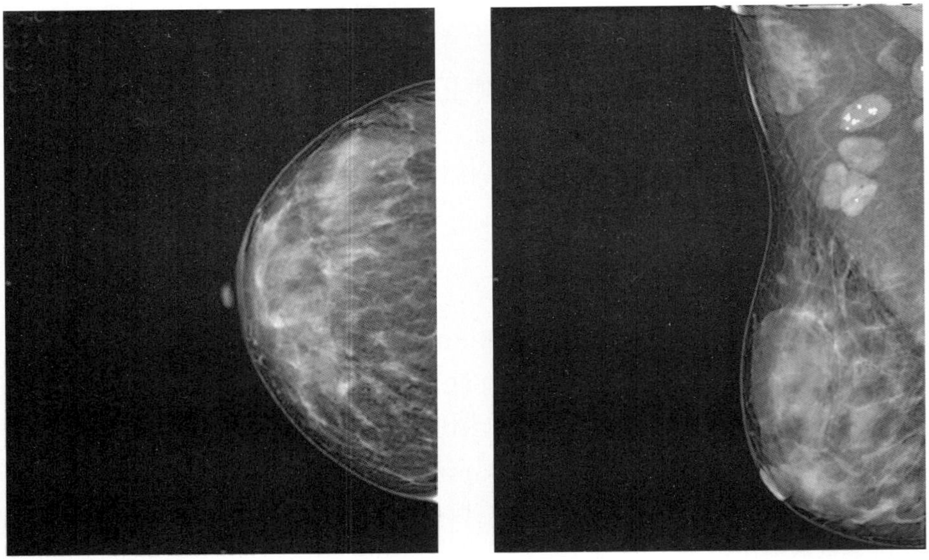

右乳淋巴结结核：MLO位示右腋下可见大量肿大淋巴结影，其中部分淋巴结内可见粗大点状钙化。右乳腺体内未见明显异常

图3－4　乳腺结核

另外，单一影像学检查不适用乳腺结核的诊断，无特异性，乳腺结核诊断的准确率不高。在触诊检查及肺部疾病检查的基础上，结合临床表现，进行高频探头彩色多普勒超声和钼靶引导穿刺可能是提高乳腺结核术前检出率的主要途径，并应注意与乳腺癌的区别。

3.1.6 脂肪坏死

乳腺脂肪坏死是一种良性乳腺病变，其致病原因主要为外伤和医源性损伤（手术、各种穿刺活检、放射性治疗、抗凝治疗等）。脂肪坏死的发病率较低，国外文献报道为5‰~83‰。国内报道发病率约为35‰，低于国外，这可能与国外乳腺癌保留乳房手术、乳房成形术及各种穿刺活检开展广泛，医源性损伤概率较高有关。

乳腺脂肪坏死的病理学基础是脂肪细胞坏死液化后引起的无菌性炎症反应。脂肪坏死的X线表现与炎症修复的时期及反应强度一致。早期，少量纤维结缔组织围绕在液化的脂肪周围，这一阶段X线表现为单发或多发油脂性囊肿，即环形低密度包膜包绕着透亮的脂肪组织。随着结缔组织反应范围的逐渐增高，X线平片上病灶局部密度也逐渐增高。同时，纤维结缔组织的收缩可引起病灶本身及其周围结构的紊乱，X线平片则表现为不对称性密度增高，结构紊乱，不规则形肿块。纤维结缔组织反应越重，病灶囊性成分越少，实性成分越多。这些X线征象可单独出现，也可同时存在，有时伴有钙化，钙化的数量可随时间的持续而增加。

鉴别诊断：①肿块密度较乳腺腺体略高，呈圆形、分叶状或毛刺状。尤其是毛刺状肿块，很容易与乳腺癌混淆，但仔细分析两者毛刺的特点，还是可以作出鉴别诊断的。恶性肿瘤毛刺的形成，是癌灶扩散所致，大致可分为癌床带、炎性细胞浸润带和结缔组织增生带，由三带构成一个根部粗、尖端细的齿状致密影；另外，还有导管型、血管型和淋巴管型毛刺等。但是，脂肪坏死形成的毛刺非扩散所致，主要与周围乳腺小梁粘连或纤维条索形成的假毛刺有关，数量少而短，与周围组织界线清晰。所以，这种毛刺既没有根粗尖细的特点，也没有导管、血管的外形。②小点状钙化，呈棒状或角状。③皮肤增厚。④单个或多个壁有钙化的含脂囊肿，这是脂肪坏死的唯一特征性X线表现，结合外伤或医源性损伤史，即可明确诊断。

3.2 乳腺增生症

乳腺增生是女性常见病和多发病，主要是性激素不平衡引起的既非炎症又非肿瘤的病变。本病在 20 ~40 岁发病最多，主要表现为乳房出现结节状、团块状腺体。增生腺体边界不清，范围广泛，主要为双乳的外上部位，质地柔软。10% ~25% 的囊性小叶增生的病例有乳头溢液现象。乳房胀痛与月经周期有关，月经前疼痛明显，重者可放射到腋下和肩部，甚至影响到正常睡眠。

乳腺增生的 X 线表现：增生与癌变的关系一直是临床探讨的热门课题。据统计，乳腺癌的 X 线组织类型以Ⅱb、Ⅲc、Ⅳb、Ⅳc 等为高危人群，此类人群均有严重的增生症。由于乳腺增生症的命名繁多而复杂，目前又无统一的标准，过细的分型将导致 X 线诊断困难。乳腺增生症的 X 线表现可以从形态、密度和结构几方面进行描述，概括起来有下列几种：

（1）单纯性小叶增生。X 线表现可为正常图像或腺体密度略高，未发现明显肿块影。

（2）囊性小叶增生。病变分为局限性增生和广泛性增生两种。局限性增生，腺体正常结构改变，且呈大小不等的囊性结节状影；广泛性增生，腺体正常结构改变，且弥漫分布大小不等、密度不均的囊性结节状影，在脂肪组织的衬托下边缘清晰，病变区极少显示钙化影（见图 3 –5）。

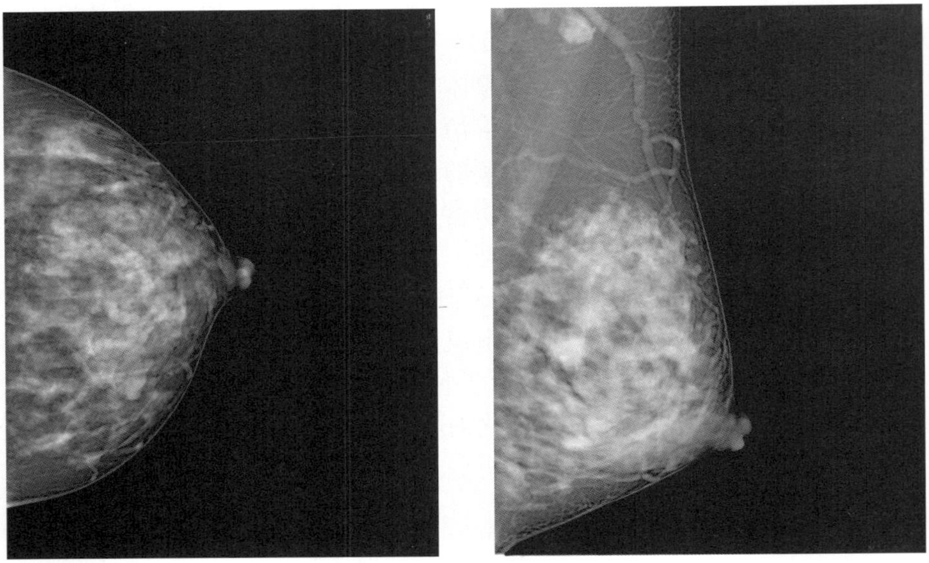

图 3 –5　囊性小叶增生

（3）腺性小叶增生。病变部位多为双侧，亦可单侧性发病。病变区腺体正常结构消失，腺体发生片状、团块状改变，病变部位广泛，密度增高，边缘不规则且模糊不清。部分病例可出现大小不等的钙化影（见图3－6）。

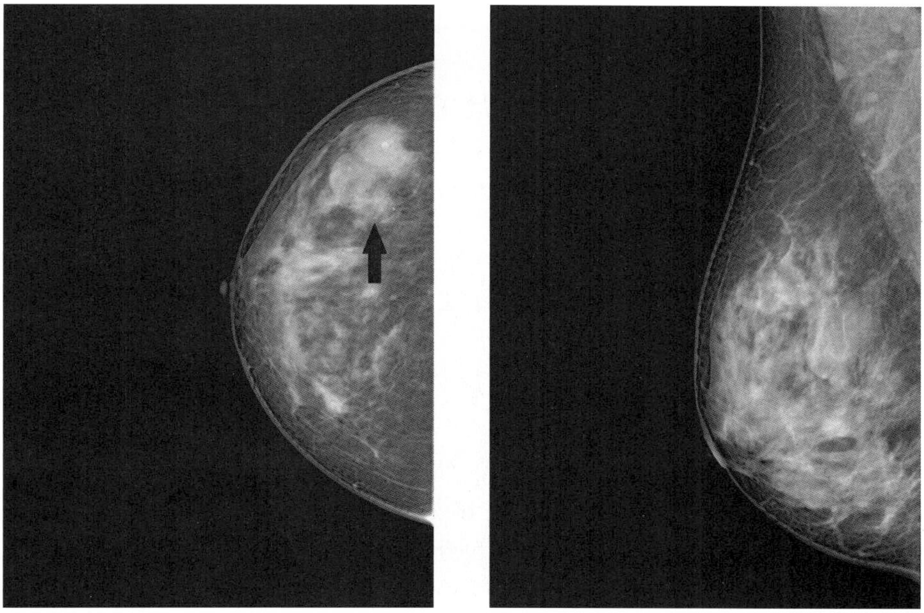

可见右乳外上局部腺体呈团块状改变，密度增高，边缘模糊不清，其内可见粗大点状钙化

图3－6　腺性小叶增生

（4）纤维性小叶增生。病变部位常为双侧，分为局限性增生和广泛性增生两类。局限性增生，病变区腺体密度增高；广泛性增生，腺体广泛性密度增高致密，一般无团块影和钙化影。纤维性小叶增生与正常的致密型乳腺极为相似，其鉴别点是本病皮下组织与腺体实质相邻的边缘处可显示凹凸不平的征象。

（5）硬化性腺病。由腺性小叶增生演变而来，主要是上皮成分和纤维组织混杂在一起的复杂结构。小叶内管泡呈腺瘤样增生，小叶间纤维组织增生，小叶内末梢导管受压、萎缩或变形。在冰冻切片中增生的纤维组织内常见异性上皮细胞，易被误诊为硬癌。

在诊断过程中，应注意以下几个特点：①在增生患者中，腋下淋巴结多数出现肿大，腋前及乳腺腺体内可出现血管增粗、迂曲或中断于肿块周围；②乳房悬韧带增粗、变形，说明乳腺增生已使乳腺结构发生改变，增生已累及乳房悬韧带和周围的纤维组织，其增生程度加重，病理切片可能出现非典型增生改变；③Ⅲc、Ⅳc 类型是重度增生、非典型增生、癌发生率最高的类型。

鉴别诊断：乳腺的非典型增生与癌十分相似。乳腺切片会诊多是围绕乳腺病与癌的鉴别问题展开的，其中多属非典型增生，癌是在非典型增生的基础上发生的。癌的发展可分为正常、增生、非典型增生、原位癌、浸润癌五个阶段。非典型增生被看作一种临界性病变，亦为癌前病变，在癌的发展过程中处于关键性过渡阶段。在组织学诊断时，有重叠情况发生，所以，在诊断时要特别注意重度非典型增生与原位癌的诊断。

3.3 乳腺囊肿

3.3.1 单纯囊肿

单纯囊肿在乳腺囊肿中较为常见，是因内分泌失调，雌激素增多、孕酮降低，乳腺管内细胞增多，导管上皮细胞增生，导管伸长迂曲，折叠处管壁血循环障碍，管壁细胞停止繁殖和管壁细胞坏死致导管扩张后形成的囊肿。囊肿内容物为残余上皮细胞及瘀血形成的棕色和黑色液体。大多无明显临床症状，触诊可摸到质韧圆形肿块。

单纯囊肿的 X 线表现：大部分囊肿呈圆形、卵圆形或分叶状，低密度或等密度。由于囊肿内容物不同，也可能使密度增高，如脓血性溶液，边界清晰，有时可见部分或完全的“光晕征”，这是良性肿瘤所具有的。大部分囊肿无钙化，有些呈蛋壳样钙化或牛奶样钙化；牛奶样钙化在水平投照时（侧位）呈线形或半月形钙化，在垂直投照时（头尾位）呈圆形钙化或钙化模糊，甚至消失，这是囊肿内钙化的特征性改变（见图 3 –7 和图 3 –8）。无钙化的囊肿较难与纤维腺瘤及其他实质性的肿块区别，需结合临床及超声影像检查。

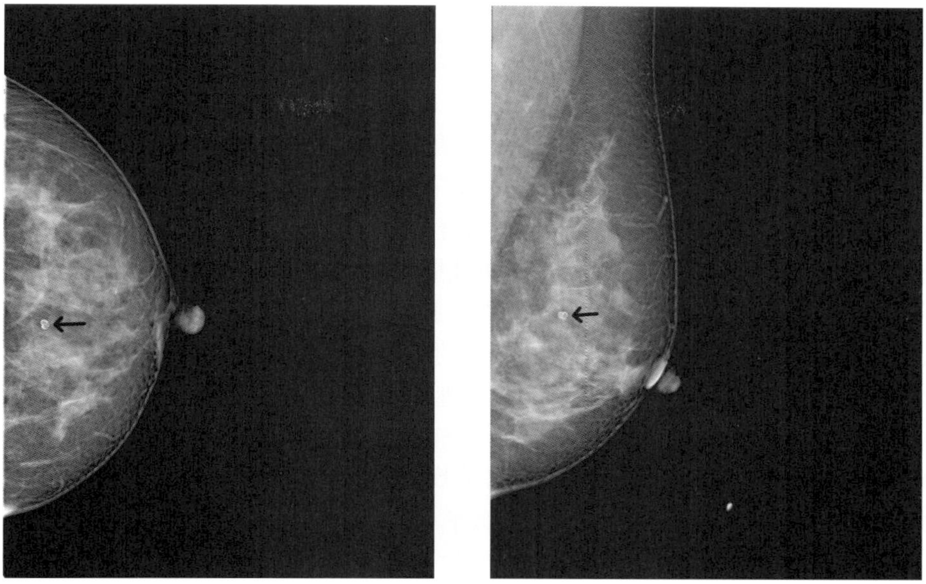

左乳腺体内可见蛋壳样钙化，为囊肿内钙化的特征性表现

图3－7　单纯囊肿

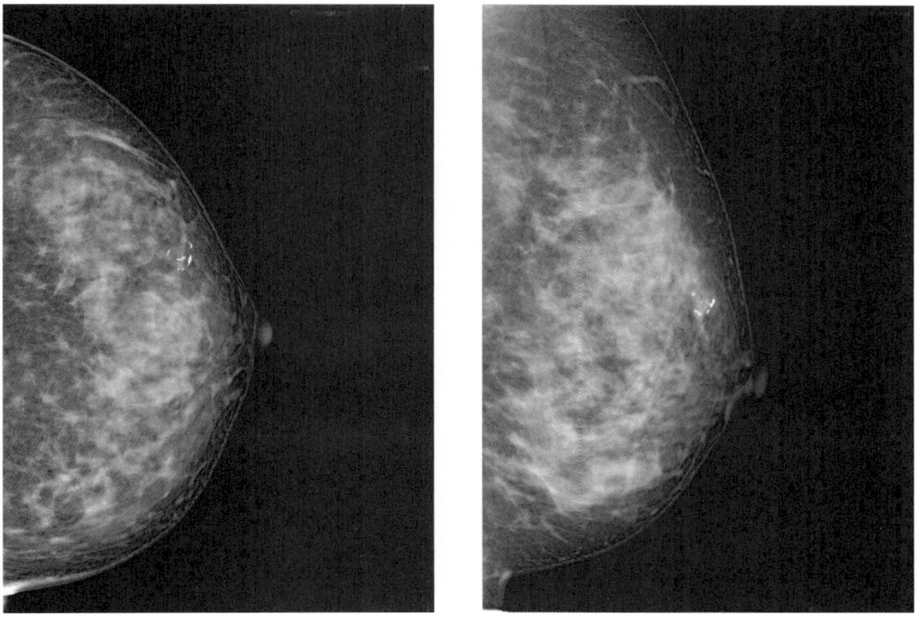

左乳腺体内可见牛奶样钙化，为囊肿内钙化的特征性表现

图3－8　单纯囊肿

3.3.2 积乳囊肿

积乳囊肿在乳腺囊肿中较为少见。在泌乳期，乳腺导管堵塞引起乳汁淤积，进而形成囊肿。囊肿可为单房或多房，呈灰白色，内含乳汁或干酪样物质。囊壁厚薄不一。积乳囊肿可发生于乳腺的任何部位，以较深的乳腺部位最为常见。发病时期为20～40岁的哺乳期或断奶后，乳房偶然发现肿块，伴有局部轻微胀痛和沉重感。扪诊检查，肿块边界清晰，质地柔软有波动感，活动度大。穿刺检查可抽出乳汁和黏稠的乳酪样物。

积乳囊肿的X线表现：根据乳汁内脂肪与蛋白质含量的不同，有不同的X线征象。脂肪含量高，肿块呈圆形或椭圆形的透亮区，边缘规整锐利，易被误诊为脂肪瘤（见图3－9）。在水平投照时，可见脂肪液平，但在内外侧斜位（MLO位）上，因为不是完全水平位，不一定能显示，所以如果怀疑，应加照侧位（ML位）。脂肪和液体密度混杂时，易被误诊为错构瘤（见图3－10）。另有部分肿块完全是液体密度（见图3－11和图3－12）。积乳囊肿的诊断需结合临床及超声影像检查。

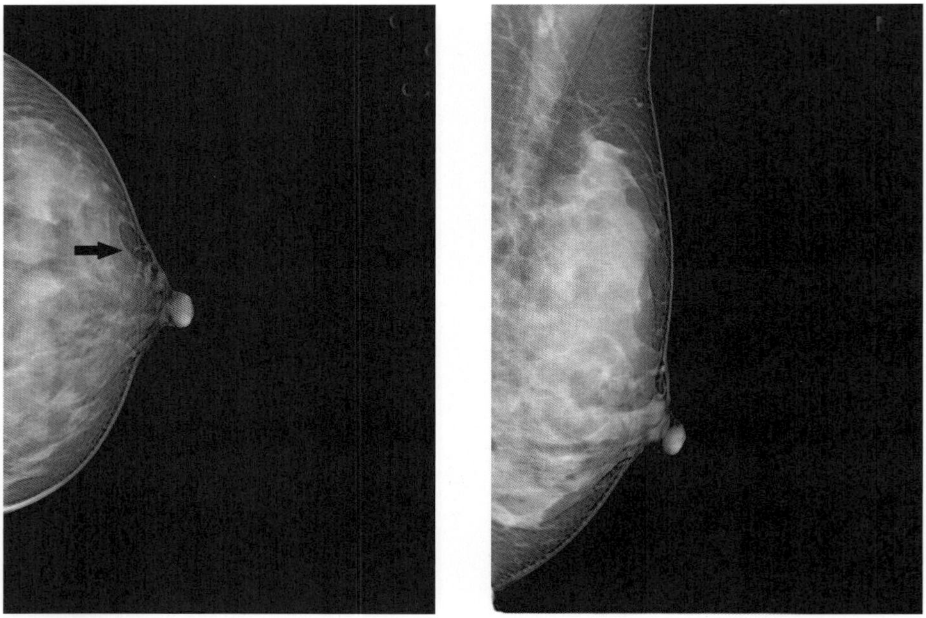

左乳乳晕旁卵圆形脂肪样低密度影，边界清晰，其内未见钙化等。病理示左乳脂肪瘤

图3－9 积乳囊肿

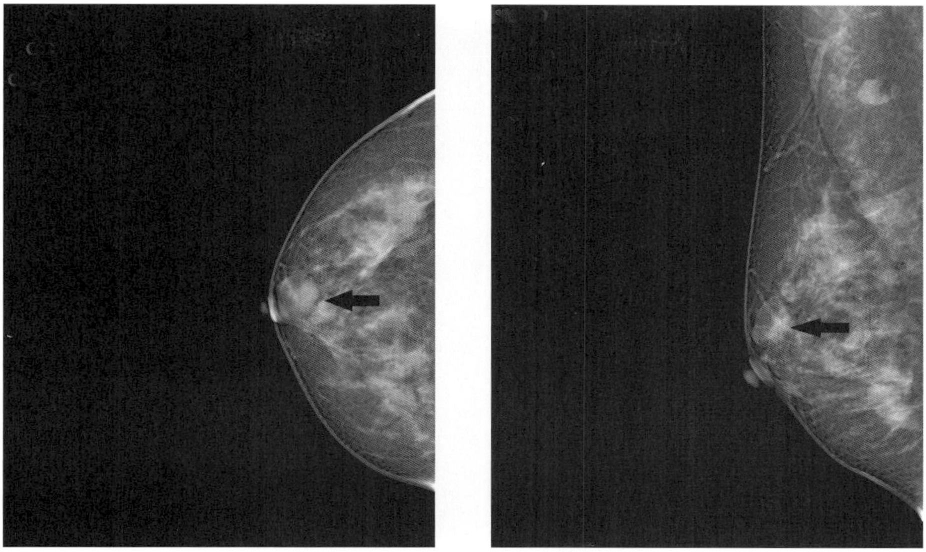

右乳乳晕旁可见一混合密度肿块，似有脂肪成分和液体成分，易被误诊为错构瘤

图 3－10 积乳囊肿

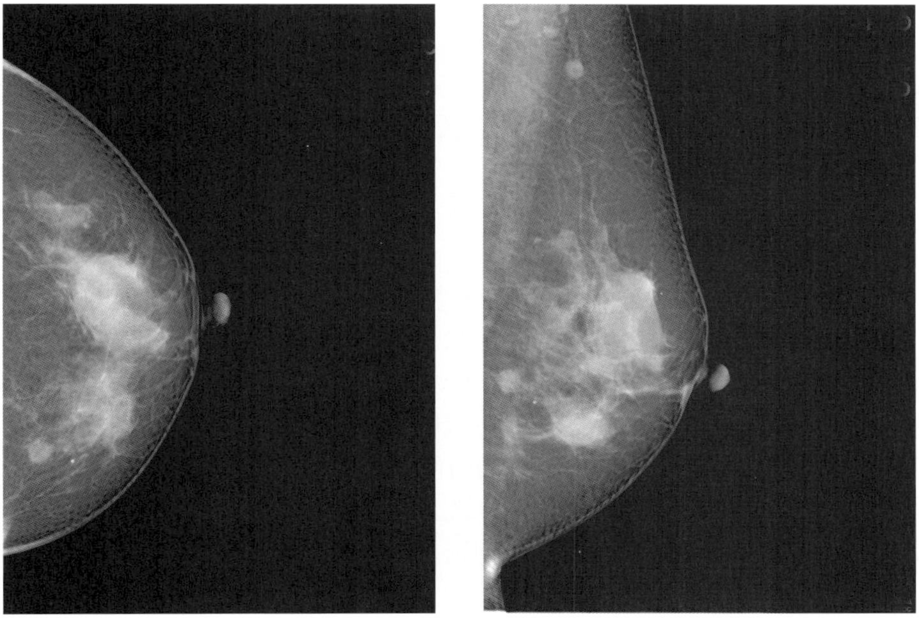

左乳乳晕后中央区可见一高密度肿块影，边缘毛糙，肿块内以液体为主

图 3－11 积乳囊肿

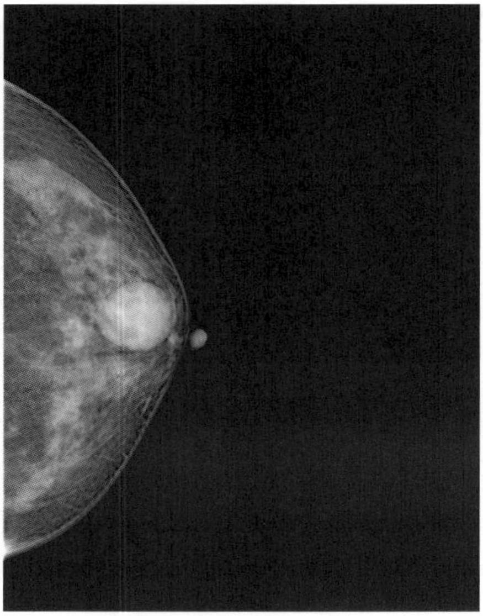

肿块边缘光滑，其内完全为液体，在 X 线上表现为高密度

图 3 – 12　积乳囊肿

3.4　乳腺的良性肿瘤

3.4.1　纤维腺瘤

乳腺纤维腺瘤是由于内分泌失调而产生全面或局部的乳腺组织增生形成的。

Alagaratnam 等报道其发病年龄在 12 ~ 69 岁，峰值在 20 ~ 30 岁。乳腺纤维腺瘤突出的临床表现为乳房包块，X 线片上亦为局限性病灶，在分析局限性病灶时，我们认为最重要的征象为病灶的边界及密度，其次为形态及大小。

乳腺纤维腺瘤查体时为光滑、活动的包块，手术病理多有完整的包膜，易与周围组织剥离，可解释大多数病灶在 X 线上边界光滑、锐利的原因。有时由于脂肪组织的衬托，在其周围可见低密度晕环，这是其与恶性肿瘤最显著的区别。

纤维腺瘤的 X 线表现：

（1）肿块形状。纤维腺瘤边界清晰，包膜光滑、锐利。形态以圆形、椭圆形、半圆形和花瓣形为主，分叶状、不规则形属少见类型。此外，还有多发型、巨大型纤维腺瘤等（见图 3 – 13）。

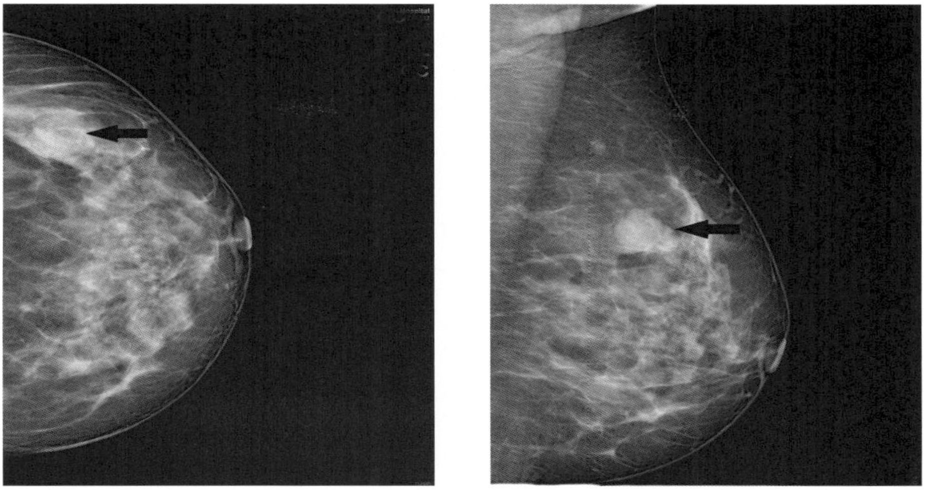

左乳乳腺外上有分叶状高密度肿块，边缘清晰

图 3－13　纤维腺瘤

（2）致密度。X 线平片显示为中等密度、均匀，透过病灶尚可见到血管及小梁结构，这种密度特点使其易于与恶性肿瘤及单纯囊肿相区别。因为恶性肿瘤的密度比腺体高，且不能透过病灶见到血管及小梁结构；单纯囊肿多见于绝经期女性，其密度较周围退化或萎缩的乳腺高（见图 3－14 和图 3－15）。

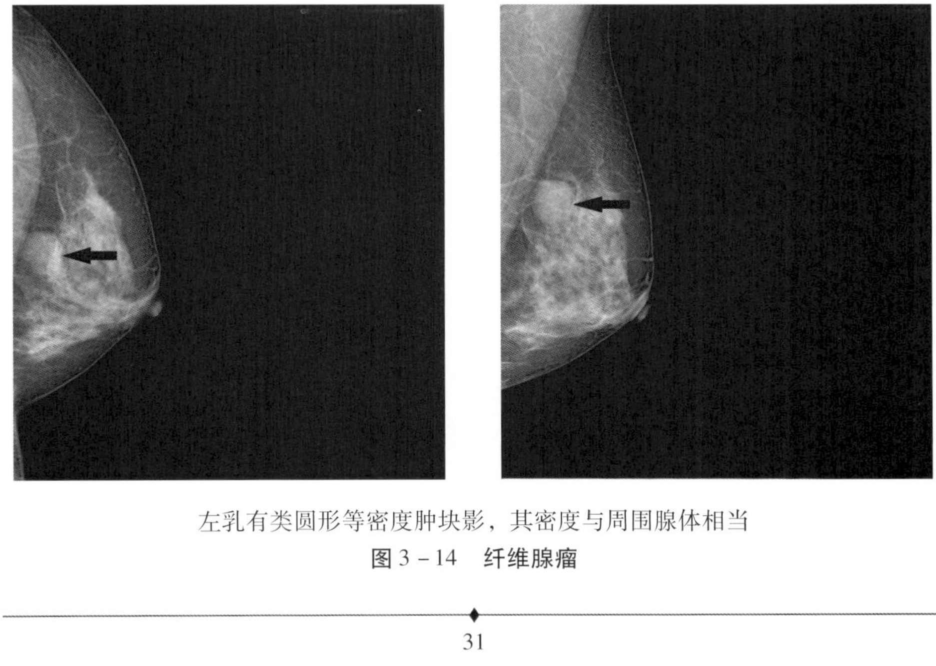

左乳有类圆形等密度肿块影，其密度与周围腺体相当

图 3－14　纤维腺瘤

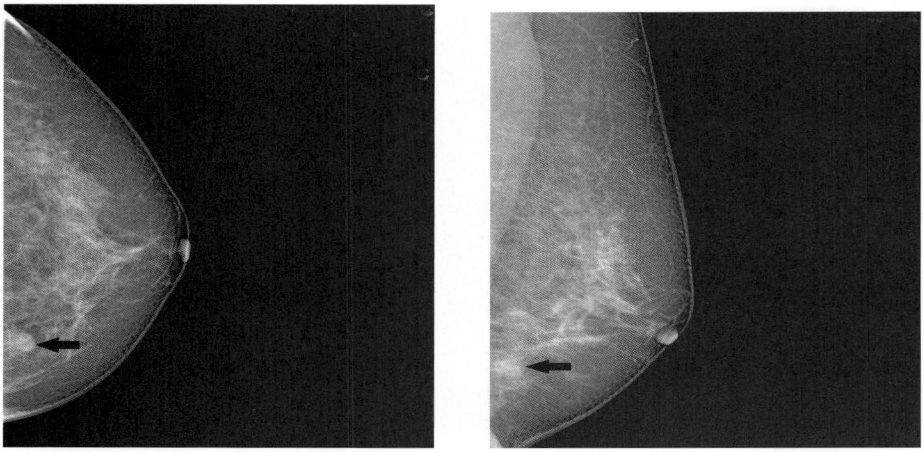

左乳乳腺内下有稍高密度结节影，由于周围腺体退化明显，故肿块密度高于周围腺体密度

图3－15　单纯囊肿

（3）钙化。钙化是瘤体发生血运障碍，组织坏死后因钙盐沉积而出现的。钙化有两种类型：①粗大不规则、边界锐利致密的钙化，可累及部分或全部病灶，这种特征可诊断黏液变的纤维腺瘤（见图3－16）。②瘤周钙化，可为蛋壳状或斑点状，钙化密度高且均匀，形态及体积多变，体积越小越难与恶性者相区别；钙化为蛋壳状者少见，此时应与脂肪囊肿钙化相区别，前者钙化中心为实质密度，而后者为低密度（见图3－17）。

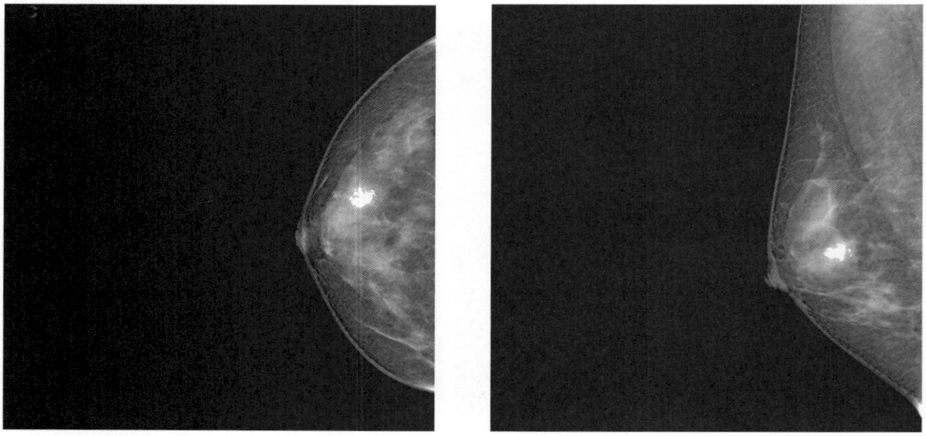

右乳中央区可见一等密度肿块影，边界不清，其内可见粗大不规则钙化，为瘤体内钙化

图3－16　纤维腺瘤

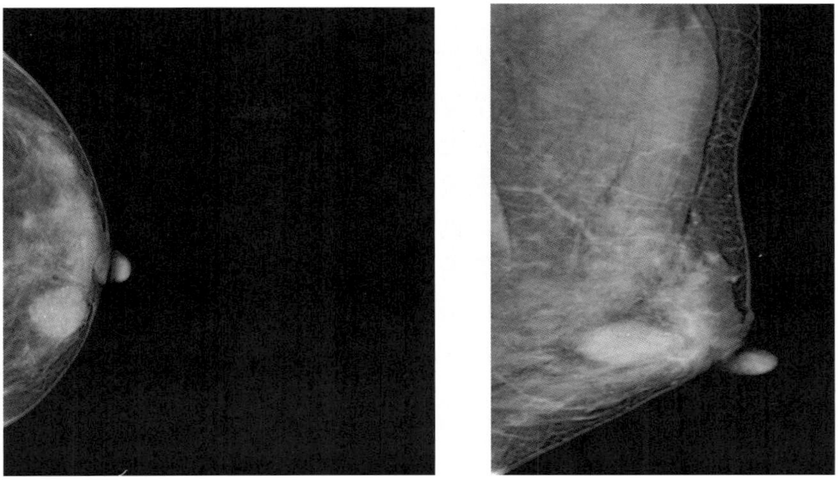

左乳可见等密度肿块，边缘尚清，其内可见少量斑点状钙化

图 3－17 纤维腺瘤伴钙化

（4）肿块的数量和体积。肿块数量多的可达十几个，关于乳腺纤维腺瘤的大小，有学者认为其直径多为 1～3 cm，微小型的仅几毫米，巨大的有 20 cm以上。测量乳腺纤维腺瘤的影像体积并与查体对比对鉴别肿瘤的良恶性亦非常重要，良性者影像体积大于或等于查体体积，恶性者小于查体体积，这是恶性者其浸润范围大于 X 线平片所见之界限，且周围组织反应性改变明显所致。

（5）青春期纤维腺瘤。为纤维腺瘤的特殊型，生长较快，密度低于一般纤维腺瘤，多发于青春期少女。

3.4.2 导管内乳头状瘤

此为源于导管上皮的良性肿瘤，约 75% 的病例发生于乳腺的大导管附近，可单发，亦可多发。起源于小导管内者往往多发，瘤体直径较小。乳头状瘤常伴有导管扩张，管腔内可含血性液体。乳头状瘤引起输乳导管极度扩张成囊肿状，此称为囊内乳头状瘤。乳头状瘤虽属良性，但同时有导管上皮异型增生改变的癌前期表现，应予以重视。

发病年龄一般在 20 岁以上，40～49 岁为发病高峰年龄。乳头溢液是本病的特征，溢液可分为血性、浆液性及混合性三种。临床检查一般不易发现肿块。

乳头状瘤的 X 线表现：由于乳管内乳头状瘤较小，密度低，故平片很难发现。当瘤体较大时，表现为导管扩张成条索状阴影或局部圆形致密影，边缘规整锐利，偶尔可见钙化。导管造影检查能清楚显示肿瘤的形态、大小、部位及数目，其 X 线表现为造影剂充盈导管后，导管腔内显示单个或多个边缘光滑的圆形、类圆形及半圆形充盈缺损区。肿瘤近端导管因充盈受阻塞呈杯口状征象，近端导管有不同程度的扩张，远端导管充盈不佳或不充盈。乳管造影的征象可受造影时插入导管的深度、注射造影剂的压力及其剂量等因素的影响，所以造影技术对乳管的显像具有重要的意义。现在，随着乳腺诊断技术的发展，乳管造影已逐渐被乳管镜替代。

3.4.3 脂肪瘤

乳腺脂肪瘤的组织结构与其他部位的脂肪瘤相同，但色泽较黄。一般体积较小的脂肪瘤，临床没有症状，所以很难发现；当肿块长大压迫乳腺时，病人才有胀痛感，临床可触及质软或较韧的肿块，容易变形。但如果与周围组织粘连时，肿瘤内又合并钙化，触诊如为恶性肿瘤，必须通过 X 线予以鉴别。

脂肪瘤的 X 线表现：①形状。圆形或叶状，包膜极薄，内有细条状分隔或少量腺体和导管结构。②密度。密度低于腺体，与脂肪组织的透亮度相似，所以在腺体退化的乳房内，只能看到脂肪瘤的包膜外形。③钙化。脂肪瘤合并钙化现象常有发生，呈球形、条状或斑片状等（见图 3 – 18）。

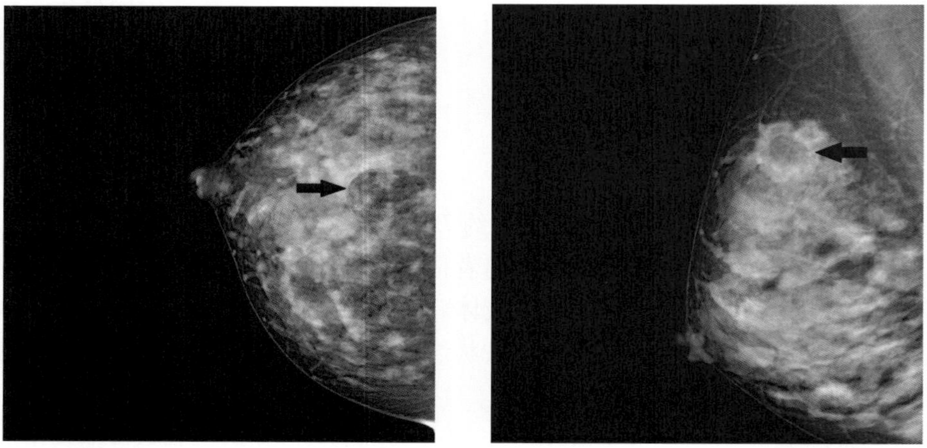

右乳上方可见一低密度透亮区，边缘光滑，其内可见少量斑片状钙化

图 3 – 18　脂肪瘤合并钙化

3.4.4 错构瘤

乳腺错构瘤为一种少见的乳腺瘤样病变，并非真性肿瘤，其临床诊断易被误诊。目前，本病病因尚不明确。发病时期多见于中年和绝经期，临床可触及大而柔软、边界不清、有弹性、可活动的肿块。部分肿块似海绵状，触诊时很难与腺体区分。

错构瘤的X线表现：混杂密度为乳腺错构瘤的典型X线表现，包括低密度的脂肪组织和高密度的腺体组织。其形态多呈圆形或卵圆形，肿块边界大多清晰，边缘光滑，周围有包膜。其表现因病理组织构成不同而各异：

（1）脂肪型错构瘤：肿块密度不均匀，多数呈纤维脂肪密度，如以脂肪密度为主，则在透明的瘤体中可见致密小岛。但因处于脂肪型的乳腺结构之中，易被误诊为脂肪瘤或漏诊。

（2）致密型错构瘤：以腺体和纤维组织为主，在致密的瘤体中可见到小的透亮区。但因处于致密型的乳腺结构之中，特别是1～2 cm大小的肿物易被误诊为纤维腺瘤。

（3）混合型错构瘤：脂肪和纤维组织两者相间，见大量的致密区与透亮区混杂，在密度减低的情况下会出现密度不均匀现象，此为X线诊断混合型错构瘤的特征性表现，此类型确诊率为90%。

3.4.5 少见的乳腺肿瘤

3.4.5.1 乳腺平滑肌瘤

乳腺平滑肌瘤是一种少见的良性肿瘤，多发生于25～57岁的女性，直径大多在5 cm以下，肿瘤通常位于乳头、乳晕区，因此区真皮层内平滑肌较发达。不过乳腺实质内偶尔亦可发生。

乳腺平滑肌瘤的X线表现：圆形、半圆形、条状致密影，以皮肤为中心向内或向外膨突。血管型平滑肌瘤多为小球形致密团，外表光滑，边界清晰，一般不与周围组织粘连。在X线下，良性肿块特点较为明显，但与其他良性肿瘤的鉴别诊断，则需组织病理学证实。

3.4.5.2 神经纤维瘤

乳腺不是神经纤维瘤的好发部位，所以术前大都被误诊为其他肿瘤。乳腺神经纤维瘤发生于乳腺实质和皮肤真皮层的神经组织，肿块多为1 cm以下，呈圆形或半圆形。

神经纤维瘤的X线表现：常见沿皮肤生长的圆形或半圆形致密肿块，边界清晰，光滑；多发生在乳晕皮肤附近。生长在乳头内的神经纤维瘤可使乳头变大、变形、继发感染等，易被误诊为乳头乳晕湿疹样癌。

3.4.5.3 **瘢痕瘤**

外科手术、外伤和炎症等原因，都可能引起瘢痕瘤。病人大多有瘢痕体质，乳腺瘢痕瘤的癌变率比其他部位的相对较高。因其病程缓慢，持续时间长，所以容易被误诊。瘢痕瘤的主要病理特点是细胞外基质的过度沉积。

瘢痕瘤大致可分为皮肤瘢痕瘤和腺体瘢痕瘤两类。其X线表现为：①皮肤瘢痕瘤：边界清晰、锐利，形状有长条状、菱形和椭圆形。②腺体瘢痕瘤：有圆形、半圆形、葫芦形和不规则形；毛刺状瘢痕瘤应排除恶性的可能。

3.5 巨乳症

巨乳症多见于青春期或妊娠期，有时可见于哺乳期。单侧性或双侧性增长，但患有副乳腺巨乳症者比较少见。巨乳症分单纯型巨乳症和复杂型巨乳症两种，后者伴随发生纤维腺瘤等其他乳腺病变。

巨乳症的病因尚不清楚，可能与局部乳腺组织的雌激素增多有关，也可能与靶细胞对雌激素的敏感性增强有关。

临床表现为单侧或双侧乳腺的异常增大，是正常乳腺的两倍或更甚，乳房向前膨突，下缘超过肚脐。巨乳症不仅是乳房体积增大、腺体异常发育，而且乳腺组织结构也有明显异常：腺小叶普遍增生，导管扩张且呈瘤样改变，属真性泛发性乳腺肥大。镜下见乳腺导管扩张，以间质纤维组织、脂肪组织及血管增生为主，有的内含分支小导管或有分支小管及腺泡形成的趋势。外科行乳房成形术之前往往要做X线摄片，以进一步排除乳腺实质性肿瘤等其他疾病。

3.6 副乳腺疾病

胚胎第6周，在上、下肢之间及胚体两侧，各出现一条外胚层组织构成所谓的“乳线”，其后除胸部的始基继续发育外，其余均在胚胎生长两个月后退化消失。在“乳线”的任何部位上残留胚胎成分，继续增生形成乳腺组织即称为“副乳腺”。这种疾病在临床上较为常见，通常见于腋窝部，或为双侧性，或为单侧性。

副乳腺也有乳腺小叶结构，每个小叶内可见 5 ~ 10 个管状导管或泡状腺末房。腺末房内衬单层立方状上皮，外周有一薄层基底膜。小叶间为致密的结缔组织或脂肪组织，可见小导管或大导管，但未见输乳管。镜下所见基本上和静止期乳腺相似，其中有时也可见皮肤及真皮层组织，并可见毛囊、皮脂腺及汗腺。

副乳腺对病人的影响不大，如出现疼痛可影响肢体活动，如发生继发感染可引起局部炎症，因此大多不会引起患者重视。但是副乳腺和乳腺组织一样，随时可发生与正常部位乳腺组织一样的病变，包括泌乳改变、良性肿瘤和乳腺癌等，临床上可考虑行局部切除手术（见图 3 – 19）。

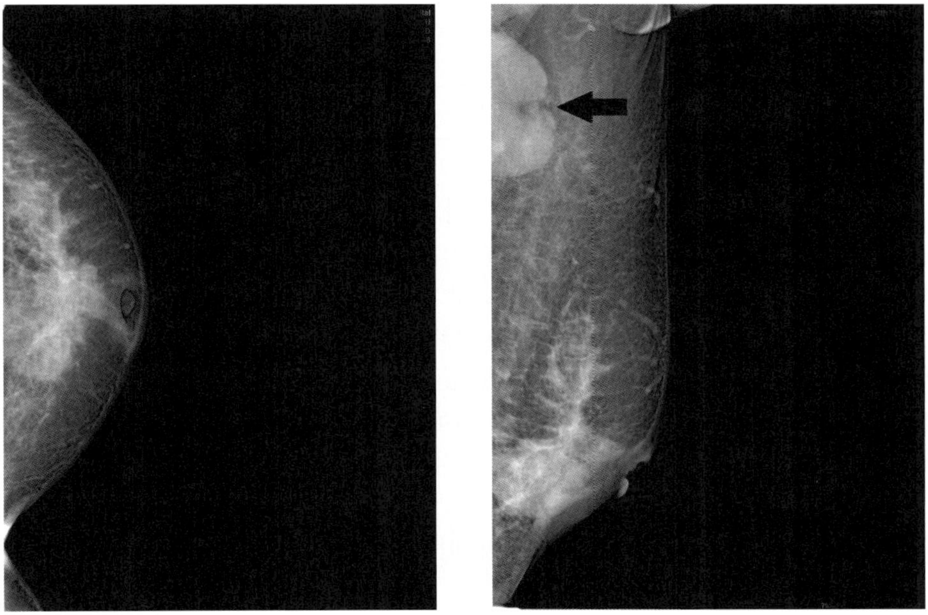

斜位示腋下肿物（未包全），边缘光滑，似呈分叶状；头尾位未见明确显示

图 3 – 19　副乳浸润性乳腺癌

3.7　男性乳房发育症

本病是因体内雌雄激素比例失衡引起的内源性雌激素水平升高。病理改变主要表现为腺体增生和腺泡形成，乳腺导管外胶原组织及脂肪组织增多。本症分为纤维型、大结节型、分泌型和假性男性乳房发育症。

临床触诊乳晕深部，发现2～4 cm质地硬、边界清晰、可活动的肿块。肿块可分单侧型和双侧型两种。属青春期生理型者半年内可消失，分泌型者乳头有溢液现象。

男性乳房发育症的X线表现：①纤维型（腺体型），乳晕区腺体呈刷状的致密影向周围脂肪组织放射。②大结节型或肿块型属真性男性乳房发育症，腺体呈密度均匀的圆形、卵圆形肿块影，并伴有小叶增生的片状影。③分泌型为应用激素治疗所致的乳头溢液，需做导管造影检查，鉴别是否有导管扩张或乳头状瘤。④假性男性乳房发育症，肥胖形成的肥大乳房内无增生腺体的致密影像。本症X线诊断时应注意与男性乳腺纤维腺瘤、导管内乳头状瘤及乳腺癌进行区别。一般男性乳房发育症的肿块影边缘较规则，密度均匀，但有时肿块边缘的密度与癌肿的极为相似，应注意区别。

3.8 婴幼儿及少年乳腺疾患

由于营养水平的提高和某些先天因素，我国儿童的成熟期提前，所以，近些年在乳腺门诊就医的小儿患者有所增加。其中，大部分病例属于幼儿乳腺发育症，此病女性高于男性，病变呈单侧或双侧。外观可看到乳房突起，巨大者如成人大小。确诊后，大多可以经内分泌治疗得到痊愈，一般不轻易采取手术治疗。组织学改变主要表现为腺体增殖及间质的异常发育。另外，乳腺炎和良性肿瘤者比较少见。儿童期可能见到的良性肿瘤是一种特殊型的纤维腺瘤，亦称青春期纤维腺瘤，临床生长较快，与成人的组织成分大致相似，但结缔组织较疏松，腺体成分增加。其X线表现与成人有所不同，几乎整个乳腺形成致密团，很少有导管和小叶结构。

参考文献

[1] Alagaratnam T. T., Wong J., benign breast disorders in nonwestern populations: part Ⅰ – benign breast disorders in Chinese women, *World Journal of Surgery*, 1989, Vol. 13, No. 6.

[2] Durso E. A., Mammographic findings in adenolipoma, *JAMA*, 1971, Vol. 218, No. 6.

[3] Goksoy E., Duren M., Tuberculosis of the breast, *European Journal of Surgery*, 1996, Vol. 161, No. 5.

[4] Hessler C., Schnyder P., Ozzello L., Hamartoma of the breast: diag-

nostic observation of 16 cases, *Radiology*, 1978, Vol. 126, No. 1.

[5] Meyer J. E., Silverman P., Gandbhir L., Fat necrosis of the breast, *Archives of Surgery*, 1978, Vol. 113, No. 7.

[6] Reddin A., McCrea E. S., Keramati B., Inflammatory breast disease: mammographic spectrum, *Southern Medical Journal*, 1988, Vol. 81, No. 8.

[7] Soo M. S., Kornguth P. J., Hertzberg B. S., Fat necrosis in the breast: sonographic features, *Radiology*, 1998, Vol. 26, No. 1.

[8] Sullivan Thomas P., Georgian - Smith D., Breast mass detected after blunt chest trauma, *American Journal of Roentgenology*, 1998, Vol. 171, No. 1.

[9] 顾绥岳主编. 实用外科病理学. 南京：江苏科学技术出版社，1987.

[10] 谷振声主编. 实用乳腺外科病理学. 北京：人民军医出版社，1991.

[11] 何子元主编. 当代乳腺疾病 X 线诊断图谱. 北京：科学出版社，2001.

[12] 何子元，火树尧等. 非产后期乳腺炎的 X 线诊断（附 43 例报告）. 临床放射学杂志，1999，18（8）.

[13] 胡怡，赵维，黄嗣王. 乳腺腺病的综合影像学诊断的临床研究. 实用放射学杂志，2001，17（4）.

[14] 胡永升. 现代乳腺影像诊断学. 北京：科学出版社，2001.

[15] 贾振英等. 乳腺错构瘤 X 线病理对照分析. 实用放射学杂志，2001（8）.

[16] [美] Juan Rosai 著. 阿克曼外科病理学. 回允中译. 沈阳：辽宁教育出版社，1999.

[17] 吴阶平，裘法祖. 黄家驷外科学（第 6 版）. 北京：人民卫生出版社，2000.

[18] 徐开埜主编. 乳腺疾病影象诊断与治疗学. 上海：上海科技教育出版社，1996.

[19] 杨建梅，王庆全，鲍润贤. 乳腺错构瘤钼靶 X 线诊断. 中国肿瘤临床杂志，2001，28（8）.

[20] 章龙娇，郁武，竺平等. 乳腺高频 X 线表现（附 1000 例分析）. 实用放射学杂志，2002，18（10）.

4 乳腺恶性疾病

4.1 乳腺癌

4.1.1 乳腺癌X线征象的病理基础

乳腺癌的组织类型、生长方式及周围组织反应的不同是形成X线影像上各种不同征象的基础。

4.1.1.1 **肿块**

一个恶性肿瘤的生成是在各种致瘤因素的作用下，在基因水平上失去对其生长的正常调控，从单个细胞的恶性转化到转化细胞的克隆性增生而形成新生物的过程。以膨胀性生长为主的癌灶多形成团块形肿块，肿瘤各部位生长速度较均匀的形成类圆形或椭圆形肿块，各部位生长速度不均匀的则形成分叶状或多结节状肿块。同时，瘤周组织强烈的增生反应可形成长短不一的毛刺；浸润性趋势较强的则形成星形肿块，中央瘤体小，瘤周可见大量星芒状毛刺。毛刺长短不一，有的毛刺可为瘤体直径的数倍。

4.1.1.2 **密度**

乳腺癌肿块影密度增高是最常见的X线征象。一般认为，乳腺癌X线密度增高的基础是纤维组织增生、血管增多、出血、含铁血黄素沉着和坏死。研究已经证明，从正常上皮单纯性增生、非典型增生到转化为癌细胞的过程，总是伴随着DNA含量的逐步增高。乳腺癌细胞的DNA含量比正常乳腺上皮细胞要高出2~7倍，癌细胞DNA含量的增高可能是其X线密度增高的重要因素。较小的肿块密度大多是均匀一致的；肿块较大时则会出现密度不均的情况，造成密度不均的病理基础为肿块中间质分布不均、中心坏死、边缘部分实质增多、中央夹有正常乳腺组织等。

4.1.1.3 **浸润方式**

乳腺癌主要有四种浸润方式：导管浸润、间质浸润、淋巴管浸润和血管浸润，以前三种方式为主。早期大多以某一种浸润方式为主，后期则多种方式并存。乳腺癌浸润扩散是X线上毛刺征象形成的基础。浸润方式的不同导致了肿瘤形态和X线间接征象的不同。

4.1.1.4 **钙化**

钙化是乳腺癌常见的X线征象。关于钙化发生机制，目前主要存在两种观点：一种是坏死细胞矿化论，癌灶局部伴有坏死细胞的碎屑，坏死区内细胞溶解，核酸分解出大量磷酸根，因局部钙离子增加、碱性磷酸酶增多而导致磷酸钙的钙盐沉着；另一种是细胞活跃分泌学说，癌细胞钙质新陈代谢增强，不断分泌造成过饱和状态形成，钙质沉积于乳腺癌腺体结构的空隙内。这两种观点表明癌细胞和坏死细胞的碎屑都能引起钙化，这可能是乳腺癌钙化的两个方面。这些恶性钙化多分布于乳腺导管和小叶的间质内；而良性钙化可能分布在实质内，但更多的分布在间质中。

4.1.2 乳腺癌的X线征象

根据肿瘤形态、毛刺和簇状钙化等对乳腺癌作出影像学诊断已被广泛认可。乳腺癌在钼靶X线片上的表现分为直接征象和间接征象两大类。一般认为，同时出现两种以上直接征象，或同时出现一种直接征象加两种间接征象，均可诊断为乳腺癌。

4.1.2.1 **直接征象**

4.1.2.1.1 肿块

肿块是乳腺癌最常见、最基本的X线征象，在临床发现的乳腺癌中，85%～90%的病例有此征象。X线表现为密度高于腺体的肿块影，边界清晰或不清晰，形态多样，具体可以分为：①毛刺样肿块。这是大部分乳腺癌肿块的X线表现，表现为中央瘤体周边毛刺相对较短，或中央瘤体周边毛刺相对较长，或毛刺不明显而局部边缘毛糙且有尖角样突起。②模糊肿块。肿块无明确边界，边缘模糊，X线表现为磨玻璃样致密影，其病理基础主要是大量炎性细胞渗出，出现水肿和癌细胞破坏等。这种改变发生在肿瘤周边部位时，则整个肿块边缘模糊不清。③边缘光滑规整的肿块。此类肿块大多是类圆形、椭圆形或分叶状，少数肿瘤边缘较光滑规整，有时癌肿的大部分边缘是清晰且光滑规整的，而一小部分边缘模糊。一般X线测得的肿块大小要小于其临床测量值，这是诊断乳腺癌的可靠依据

（Leborgne定律），因为触诊所及肿块，往往包括了癌肿周围水肿、炎性浸润及纤维化部分。一般良性病变 X 线片的测量值要大于或等于临床触及的肿块大小。

4.1.2.1.2　恶性钙化

钙化在乳腺癌的诊断中占有特别重要的地位，有时是乳腺癌的唯一征象。有研究表明，乳腺有钙化肿块比无钙化肿块是癌的可能性大 4.5 倍。恶性钙化的常见形式有：断针样、层叠细沙样、杆状、不规则颗粒样，钙化量多而广泛且局部簇状聚集。一般认为，X 线片上钙化灶大于 5 枚/cm^2 就可定义为“簇”（见图 4－1）。单纯簇状钙化在 X 线片中的出现率达 40%，常是一些乳腺癌的唯一重要征象。绝大多数良性钙化呈点状、圆圈状、长条状、双轨样、片状或团球形，这些征象都可以与恶性钙化灶相区别；而且从钙化的密度来看，恶性钙化灶密度一般较低，良性钙化灶密度一般较高（见图 4－2 和图 4－3）。

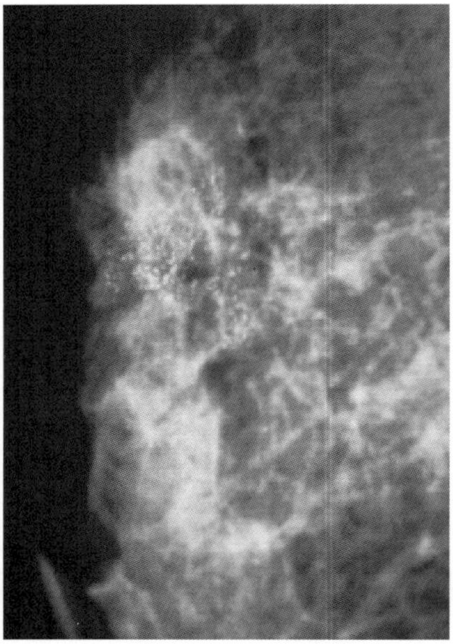

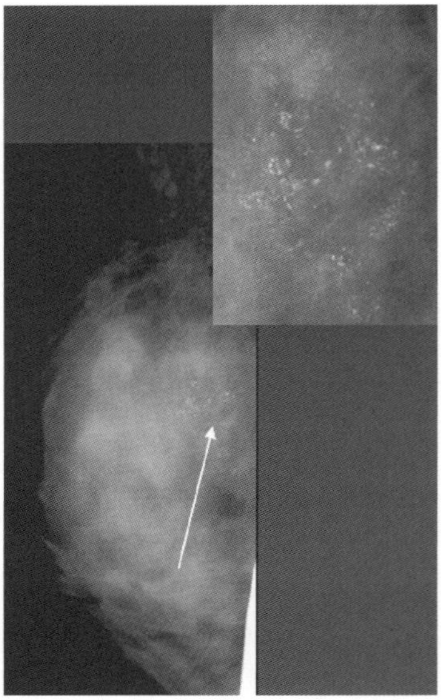

右图为放大后图像，从中可见钙化分布密集，且呈簇状分布

图 4－1　簇状钙化

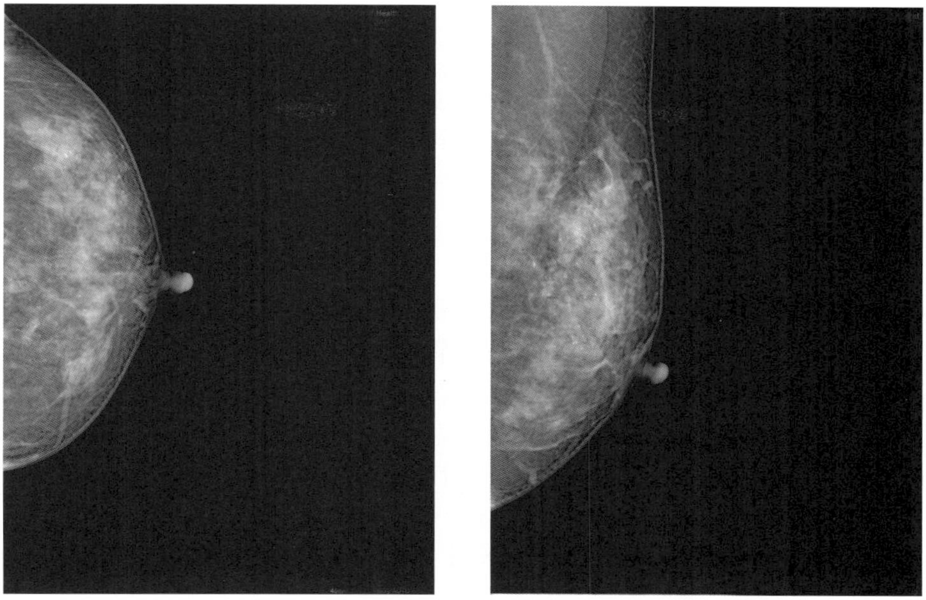

左乳呈段样分布，钙化形态多样，呈棒状、点状，钙化灶密度较低

图 4 – 2　**恶性钙化**

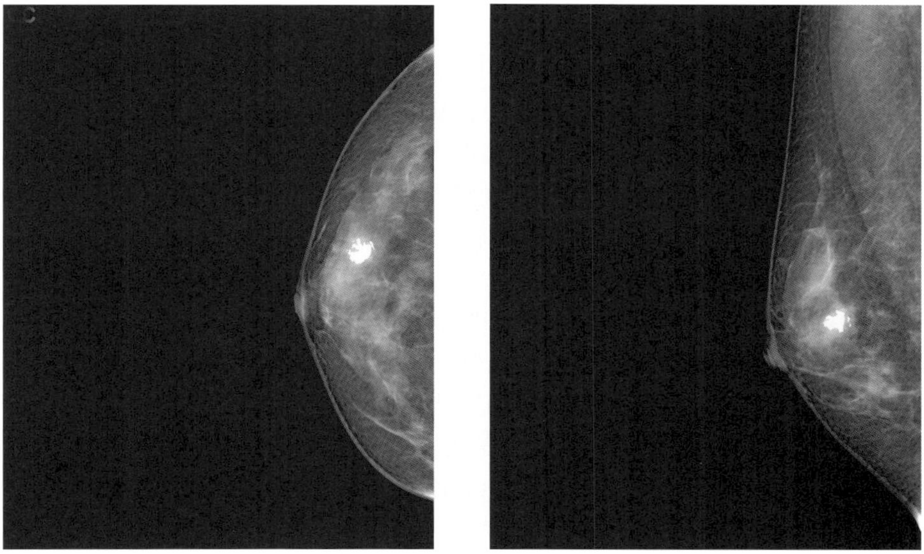

钙化灶密度较高

图 4 – 3　**良性钙化**

4.1.2.2 间接征象

4.1.2.2.1 水肿晕

肿块、癌周结缔组织与正常乳腺组织三者的密度不同，X线片表现为肿块密度增高影的外围有一密度低于肿块和外围的乳腺组织环形透亮带。这种“水肿晕”与纤维腺瘤的“透明晕”不同，前者形态不规则，后者为均匀光滑的透明影，边缘较光滑规整。

4.1.2.2.2 导管扩张——大导管相

此征象主要表现为乳头下导管影增密、增粗、粘连且边缘粗糙，并指向病变部位。在癌浸润大导管时，不仅导管变粗，而且阴影有所增强，有时可以看到肿块与乳头之间被大导管连接起来的“癌桥”。有时肿瘤向附近的导管浸润，造成多导管的病变，与周围组织融为一条粗大的导管相，X线显示直径大于0.5 cm。部分病例可见分布在导管内的短杆状钙化灶。

4.1.2.2.3 乳头内陷——漏斗征

漏斗征是由乳头内陷引起的，X线片上表现为一三角形致密影，底朝外，尖指向深部，形似漏斗。其病理是乳晕下非特异性纤维组织增生或乳晕下区的癌灶导致导管增厚缩短。一般双侧乳头内陷为先天性，而单侧乳头内陷对临床诊断意义较大。当乳头完全内陷时就形成所谓的“漏斗征”。乳头内陷除见于乳腺癌外，也可以见于乳腺的慢性炎症及导管炎等，应与之相区别。

4.1.2.2.4 异常血管

因癌肿代谢旺盛，血液循环加快，从而使血管增多、增粗。X线片上的表现是血管直径明显增粗和迂曲，出现大量细小网状和放射状血管丛，以及病灶内的粗大引流肿瘤血管，这些血管多数为静脉血管。一般而言，正常人左乳静脉较右乳粗，如发现右乳静脉较左乳静脉增粗明显，应提高警惕。

4.1.2.2.5 厚皮征

乳腺癌会引起皮肤增厚和局部凹陷，原因在于肿瘤通过浅筋膜及皮下脂肪直接侵犯皮肤或皮下淋巴管致其充血、水肿、阻塞，从而导致了回流障碍。皮肤增厚程度与范围视病变程度而定，早期仅见皮下脂肪层变模糊，Cooper韧带增宽或几条纤维增粗，此后见皮肤增厚。皮肤改变先局限于肿瘤区域，此后可发展至全乳。当癌肿反应性纤维化及收缩时，就出现“酒窝征”改变。

4.1.2.2.6 悬韧带增生——牛角征

悬韧带增生X线片上的表现为乳房悬韧带增生、扭曲并翻起，形状如牛角。其病理组织结构与乳腺癌浸润型毛刺相似，即癌床、炎性细胞渗出、纤维组织增生等。但某些良性疾患亦可引起牛角征，所以应注意鉴别诊断。乳腺癌引起的牛角征比较致密，容易合并钙化等间接征象，而良性病引起的牛角征不合并其他间接征象。

4.1.2.2.7 淋巴管癌栓——塔尖征

此征象是乳腺实质被癌肿侵犯及牵拉后所致。X线片上的表现为乳腺肿瘤顶端出现向脂肪内伸展的细条索状致密影，其下方与肿块连接。此征较少见。

4.1.2.2.8 乳后间隙消失

位于深部的乳腺癌侵犯浅筋膜深层累及胸壁组织，可以使乳后与胸大肌间的脂肪间隙局部或全部消失，常规X线摄片不易显示，需进行CT检查来直观地判定有无乳后间隙的侵犯。

4.1.3 早期乳腺癌的X线特点

4.1.3.1 早期乳腺癌（early breast cancer）定义

早期乳腺癌应指组织病理学上的非浸润性的导管原位癌（DCIS）和DCIS伴微浸润，在影像学上无法对这两者作出鉴别；临床意义上的触诊肿块阴性的T0期肿瘤和肿块直径小于0.5 cm的微小癌，直径小于1 cm的乳腺癌。病理证实无淋巴结转移。近年来，随着临床保乳手术的开展和不断普及，一些学者定义的早期乳腺癌倾向于指那些直径在3 cm以下，N0、N1a的肿瘤。

4.1.3.2 早期乳腺癌的X线表现

目前，乳腺X线摄影是发现临床早期乳腺癌最有效的手段。

4.1.3.2.1 细微钙化（microcalcification）

这些钙化直径一般在1 mm以下，可以和较粗大的良性钙化区别开来，而且有在某个部位局部聚集的倾向，即成群成簇分布。在X线片上发现1 cm^2的范围内有5粒以上小于0.5 mm的细微钙化时应提高警惕。有报道称，约40%的病例是通过这些微小聚集的钙化灶发现的。这些恶性钙化有其特殊的形态特征，Le Gal等1976年提出按钙化影的形态将钙化分为五大类：①微细点状（细沙状）、颗粒状；②点状但不规则；③杆状、断针状；④环状、新月状；⑤小球状、点状但规则。前三类多为恶性，后两类为良性。

4.1.3.2.2 结节影

X线片上的表现为不规则结节影，边缘毛刺。一般情况下，X线仅能发现直径大于或等于0.5 cm的乳腺结节。在退化型的乳腺内或有丰富脂肪组织的衬托下，X线片能发现最小结节的阈值为2.1~2.6 mm。在定期随访中，要对双侧乳腺进行对比，如果发现某一区域出现不对称的异常高密度区，要高度重视；特别是在退化型乳腺中，出现中心密度高的小灶致密影，应考虑到恶性的可能，这也许就是乳腺癌的最早征象。

4.1.3.2.3　局部结构扭曲、紊乱

Eklund 等曾报道，乳腺细微结构的改变或病灶与周围正常腺体密度及形态的差异是发现早期乳腺癌的关键。恶性肿瘤引发的纤维增殖反应可使脂肪与正常乳腺实质之间的界面扭曲，从而使局部腺体结构紊乱，如合并簇样钙化其恶性的可能性更大。但有时需注意，乳腺慢性炎症、手术瘢痕等也可引起局部结构扭曲、紊乱，应结合临床病史或穿刺活检等加以鉴别。

4.1.3.2.4　导管不对称或单支导管扩张

早期乳腺癌可同时出现乳腺导管扩张及血运增加等现象。一个乳晕后导管区增粗、增宽或显示单支导管外形致密粗糙，提示有早期癌的可能，但应与炎症或乳头状瘤相区别。

4.1.3.3　不同组织学类型乳腺癌的 X 线特点

近年来，随着对乳腺癌研究的不断深入，对其的影像学诊断已进一步细化到不同组织学类型的乳腺癌与其 X 线特点的相关性探讨上来。由于不同组织学类型的乳腺癌生物学行为的差异，在影像上表现出各自的特点，从而有助于在影像水平上对各种类型的乳腺癌作出诊断及鉴别诊断。但这些 X 线特点并不是绝对的，存在着相互重叠的部分，最终需要病理来证实。

4.1.3.3.1　导管内癌（DCIS）

乳腺导管内癌是指肿瘤局限于乳腺导管系统，未侵犯基底膜和周围间质的乳腺癌。约 80% 的 DCIS 是由钼靶摄片诊断出来的。以往通常按组织结构类型分为乳头型、实体型、筛状型和粉刺型几个亚型。粉刺型导管内癌侵袭性更强，更易发展为浸润性导管癌。

导管内癌的 X 线表现多种多样，但主要表现为细微钙化。其钙化多为导管内坏死物所致，呈断针状、小杆状、叉状，沿导管节段样分布。钙化的导管周围有时可见由反应性纤维增生引起的稍高密度模糊影（见图 4－4 和图 4－5）。

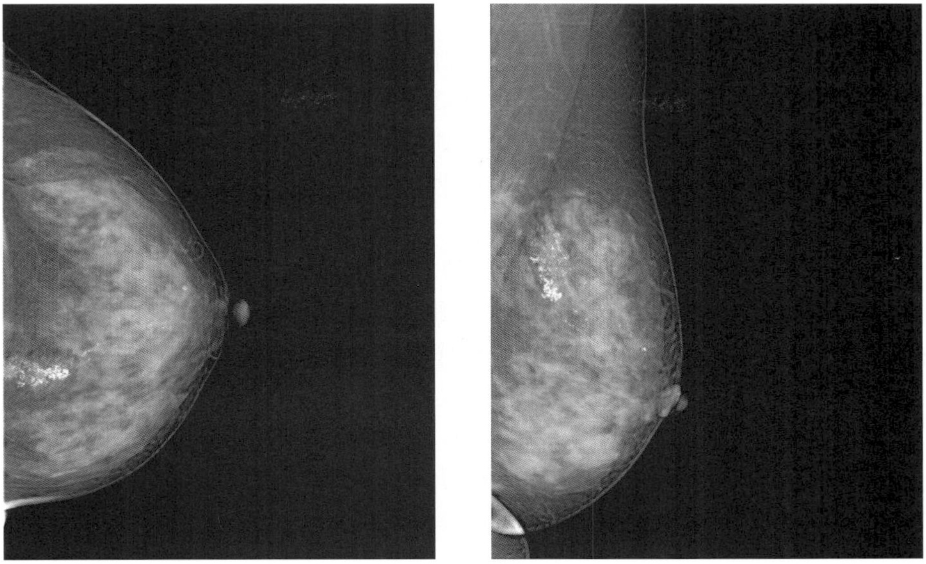

左乳乳腺内可见大量多形性钙化沿导管走行，呈段样分布

图 4－4　导管内癌

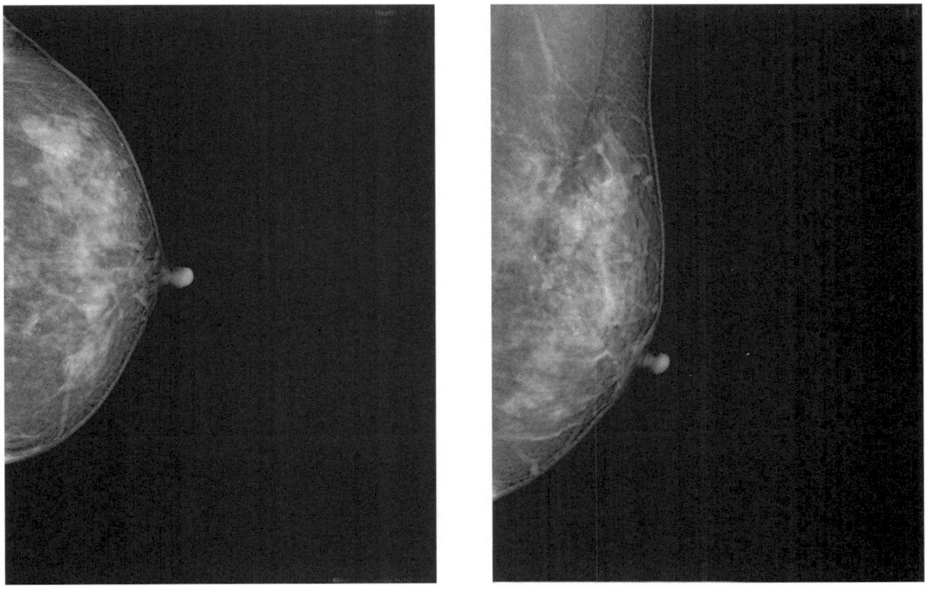

左乳乳腺内可见大量细小泥沙样钙化，部分沿导管分布，左乳外上象限可见一团片状密度增高影，为反应性纤维增生所致

图 4－5　导管内癌

4.1.3.3.2 小叶原位癌（LCIS）

小叶原位癌局限于乳腺小叶内，未侵犯基底膜。具有多中心、多灶性、双侧发病的特点，累及范围较广，常可累及一个象限以上。

临床体检及X线摄片常为阴性，无典型的X线改变，偶尔可见细微钙化。钙化多由小叶原位癌本身或病灶周围正常腺体的良性病变所致。

4.1.3.3.3 浸润性导管癌

浸润性导管癌是乳腺癌的基本类型，约占乳腺癌的45%。肿瘤起源于导管上皮，癌细胞进一步穿破乳腺导管或腺泡的基底膜，侵犯周围间质，形成病灶。病变多发于外上象限及乳晕后导管集中的部位。

在钼靶X线片上浸润性导管癌比较具有特征。肿块是其最常见的征象，肿块多为高密度，也可为等密度，周边可见放射状毛刺，毛刺形态僵硬，是肿块内部和周围增生性纤维化的结果。部分病例毛刺征象不明显，表现为分叶状肿块影，可能是肿块多中心生长且各部分生长速度不同引起的。细微钙化是诊断浸润性导管癌的重要征象，可单独或合并其他征象存在，多为细沙状、杆状、断针状。钙化多发于肿块内部或边缘坏死区，沿导管走行。此外，尚有癌肿周围组织继发性改变所形成的间接征象，包括乳头内陷、皮肤增厚收缩、血管增多增粗、纤维结缔组织增生反应等（见图4-6、图4-7、图4-8和图4-9）。

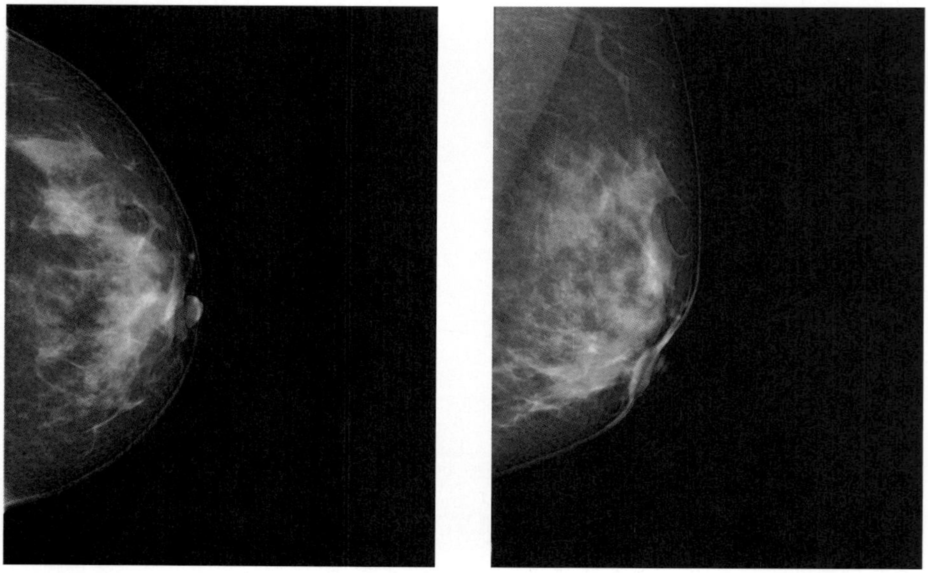

左乳乳晕后可见等密度肿块影，且乳头内陷

图4-6 浸润性导管癌

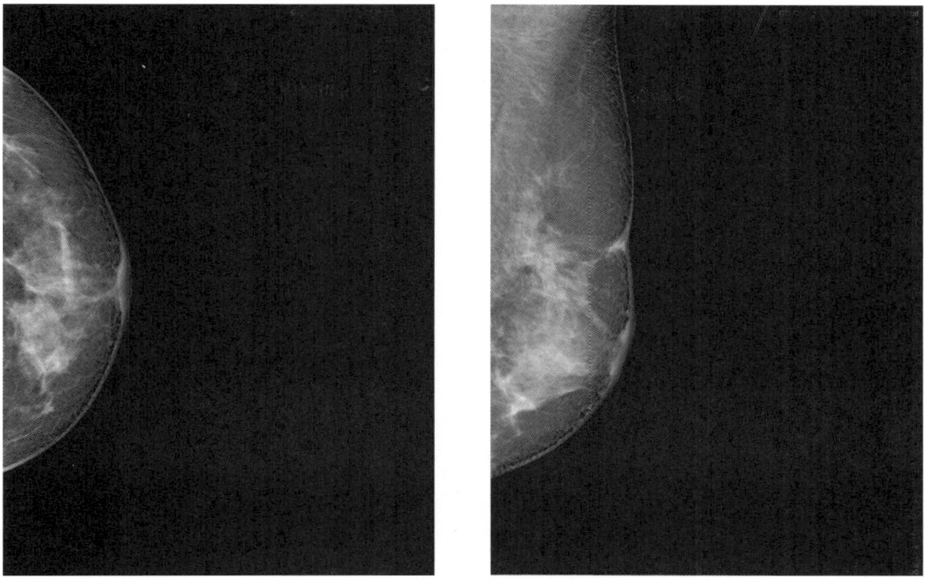

左乳外上腺体结构扭曲，且上方皮肤发生增厚改变

图 4－7　浸润性导管癌

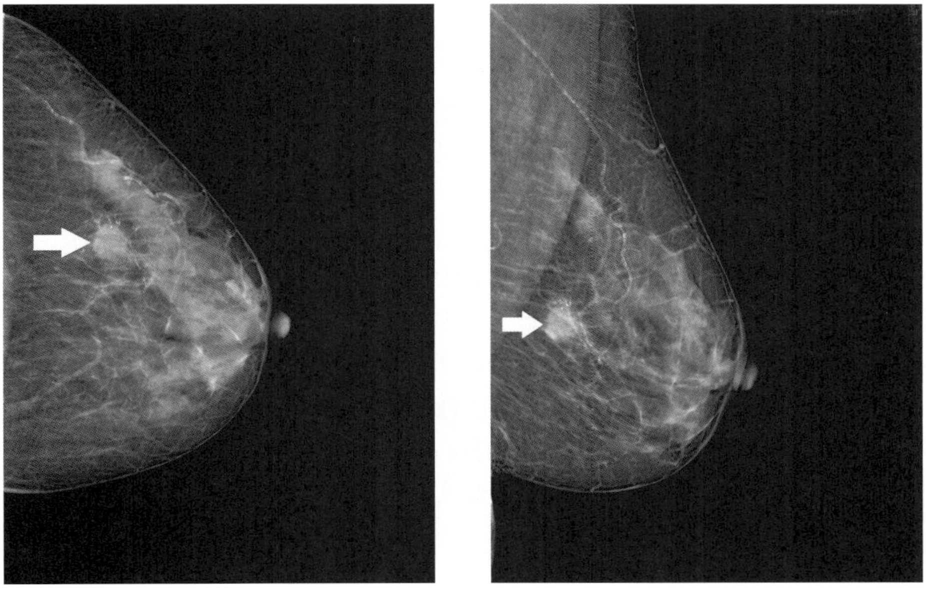

左乳外侧可见一模糊肿块影伴钙化，其周围可见多条血管增粗并钙化

图 4－8　浸润性导管癌

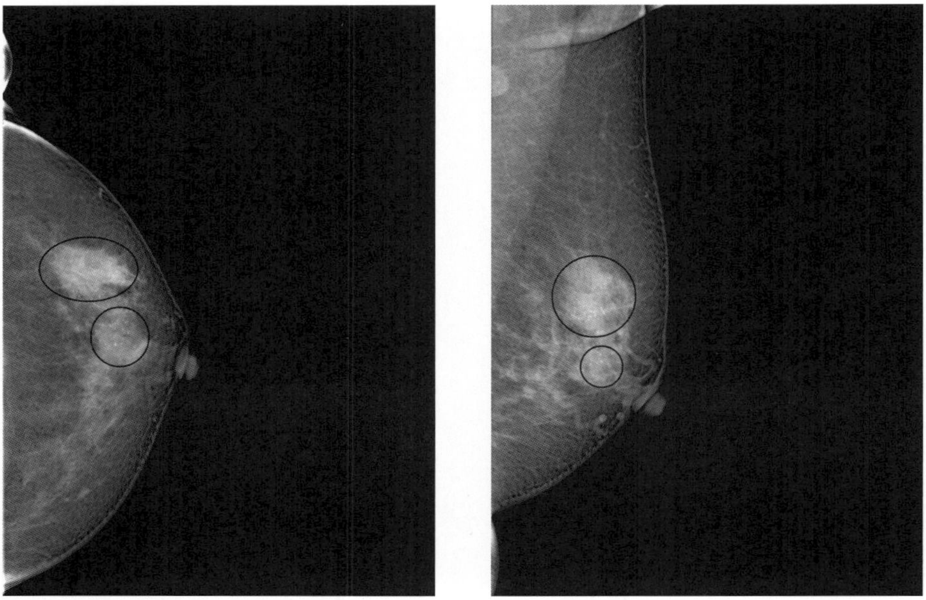

左乳乳腺外上可见一稍高密度肿块影，其周围似见一模糊肿块影，密度稍低，为纤维结缔组织增生所致

图4－9　浸润性导管癌

4.1.3.3.4　浸润性小叶癌

浸润性小叶癌是发生率仅次于浸润性导管癌的原发乳腺癌，在浸润性乳腺癌中居第二位，占5%～10%。具有多灶性、多中心及双侧生长的特点。

最常见的征象为不规则、有毛刺的结节或肿块，密度较低，以边缘模糊的浸润性肿块最多见，其次为星芒状肿块。乳腺结构扭曲是一种较常见的征象，较其他类型的乳腺癌多见。此外，还可见局部不对称致密影和不定性钙化，细微钙化少见。由于浸润性小叶癌于X线片上病灶密度较低，容易因与正常腺体组织重叠而被漏诊，故其假阴性率要高于其他类型的乳腺癌。Krecke等报道，其假阴性率可高达19%。因此，诊断时要尽量与以往乳腺片比较，注意有无局部腺体结构、密度的细微改变（见图4－10和图4－11）。

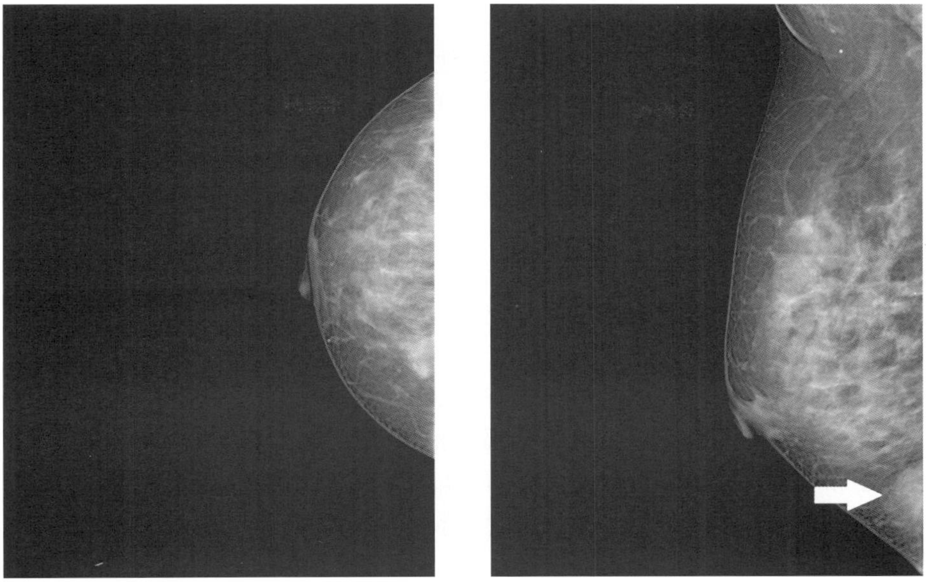

右乳乳腺内下有肿块，且密度较低，边缘模糊（未包全）

图 4－10 **浸润性小叶癌**

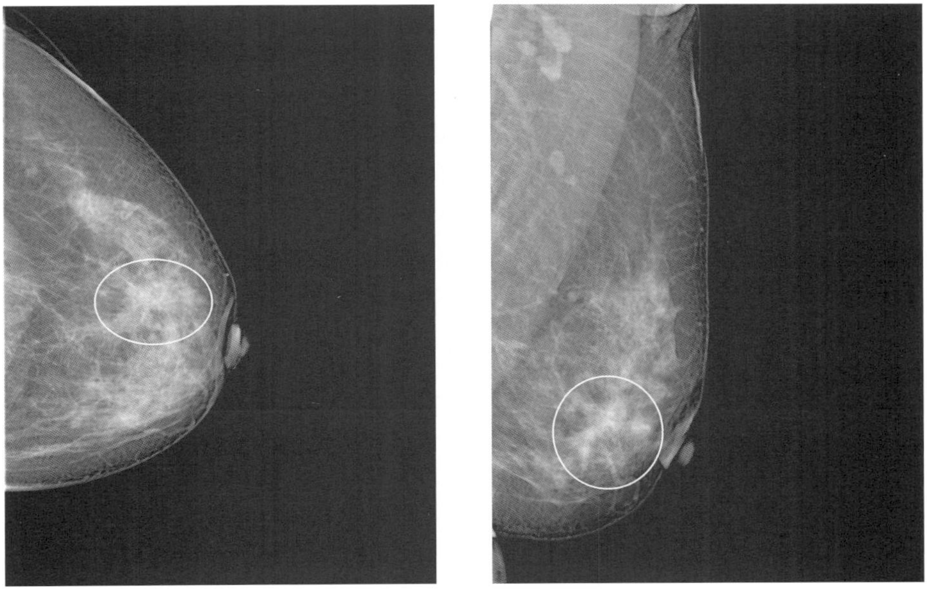

左乳外侧部分腺体结构扭曲，由中心向四周发散，呈帐篷状

图 4－11 **浸润性小叶癌**

4.1.3.3.5 粘液腺癌

乳腺粘液腺癌是女性乳腺癌中较少见的一种病理类型，仅占所有乳腺癌的1% ~6%，是多见于绝经后女性的一种浸润性乳腺癌。多数研究认为，粘液腺癌是一种较少发生转移且预后较好的乳腺癌。相对于其他病理类型的乳腺癌，它有着较好的预后，这可能与下列因素有关：①粘液腺癌的癌细胞崩解形成细胞外基质，癌细胞自身线粒体受损，因此肿瘤侵袭性降低，生长缓慢。②与癌细胞的结构有关，有研究人员提出肿瘤的细胞外基质中含有具有黏固作用的物质，而且癌细胞间存在桥粒连接及细胞指状突起，癌细胞结合较紧密，不易分离，因此不易造成远处转移和扩散。

乳腺粘液腺癌一般根据是否含有其他类型的肿瘤成分被分为两种病理类型，即单纯型和混合型。癌组织全部是粘液腺癌结构者称单纯型，单纯型粘液腺癌黏液量以中到多量为主，细胞量以中到少量为主；有其他癌组织（浸润性癌成分）并存者称混合型，混合型粘液腺癌黏液量以中到少量为主，细胞量以中到多量为主。

有研究表明，粘液腺癌钼靶X线表现与其病理分型有一定的相关性。Memis认为纤维间质成分在单纯型和混合型中含量的差异导致了肿瘤边缘的不同。单纯型粘液腺癌纤维间质少且分散；而在混合型中因有浸润性癌成分，纤维间质量增多，且在肿瘤内部或周边形成不规则边缘。因此，单纯型粘液腺癌多边界清晰或为分叶状边界，而混合型粘液腺癌则多边缘浸润或呈星芒状边缘。

单纯型粘液腺癌的X线表现：肿块边缘清晰，有浅或深分叶，当病变与周围腺体重叠时则表现为边缘模糊，少有钙化。混合型粘液腺癌因有浸润性癌成分的存在，其影像学表现和预后均与浸润性导管癌相似，常有较明显的纤维增生反应，肿块边缘呈不规则形或星芒状，多有钙化（见图4-12）。

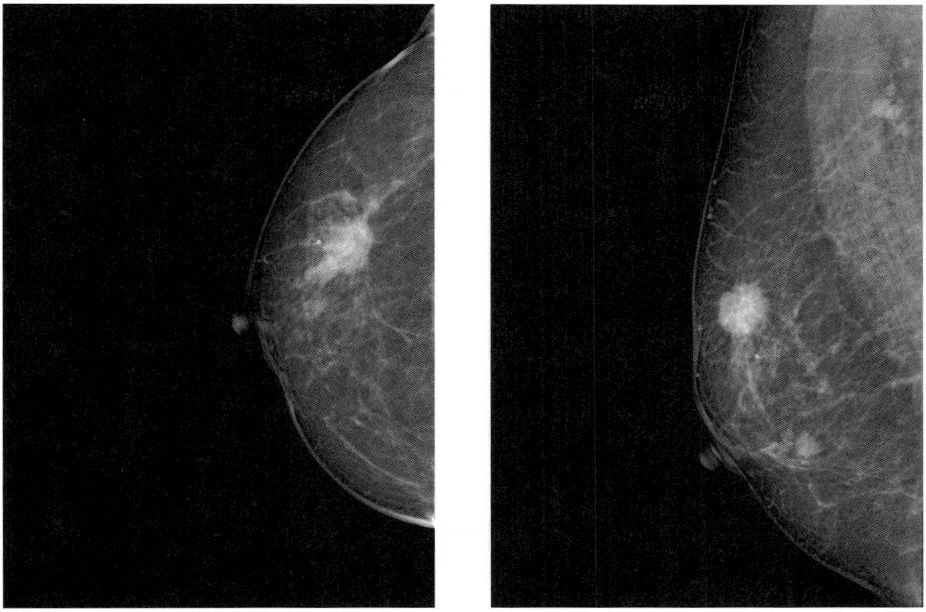

右乳外上象限可见一高密度肿块影，边缘清晰，病灶周围可见纤维增生反应

图 4－12　粘液腺癌

4.1.3.3.6　髓样癌

髓样癌约占乳腺癌的5%～10%，多见于年轻女性，又称实质性边界清晰癌，此型预后较好。

典型髓样癌肿瘤与周围乳腺组织有明显的界线，瘤体呈膨胀性生长，在X线片上表现为圆形、卵圆形或分叶状肿块，瘤体边缘光滑，界线清楚，有时因与邻近腺体组织重叠致使部分边界不清。瘤体密度较高且均匀，较大肿瘤中央可有坏死及较粗大钙化。由于此型的乳腺癌患者较年轻，而且在X线片上呈现边界清晰锐利的良性征象，所以应与纤维腺瘤区别开（见图4－13和图4－14）。

非典型髓样癌肿瘤边缘呈灶性或明显的浸润性生长，轮廓不光滑规整，其影像学表现与浸润性导管癌相似。

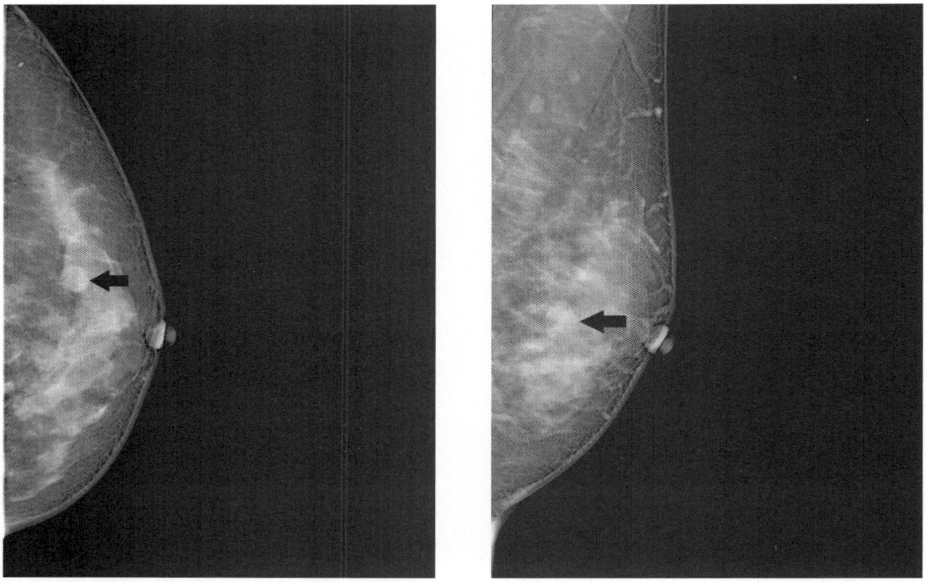

左乳外上象限可见一卵圆形肿块影，边界清晰，瘤体密度较高，瘤体内部密度均匀

图 4 – 13　髓样癌

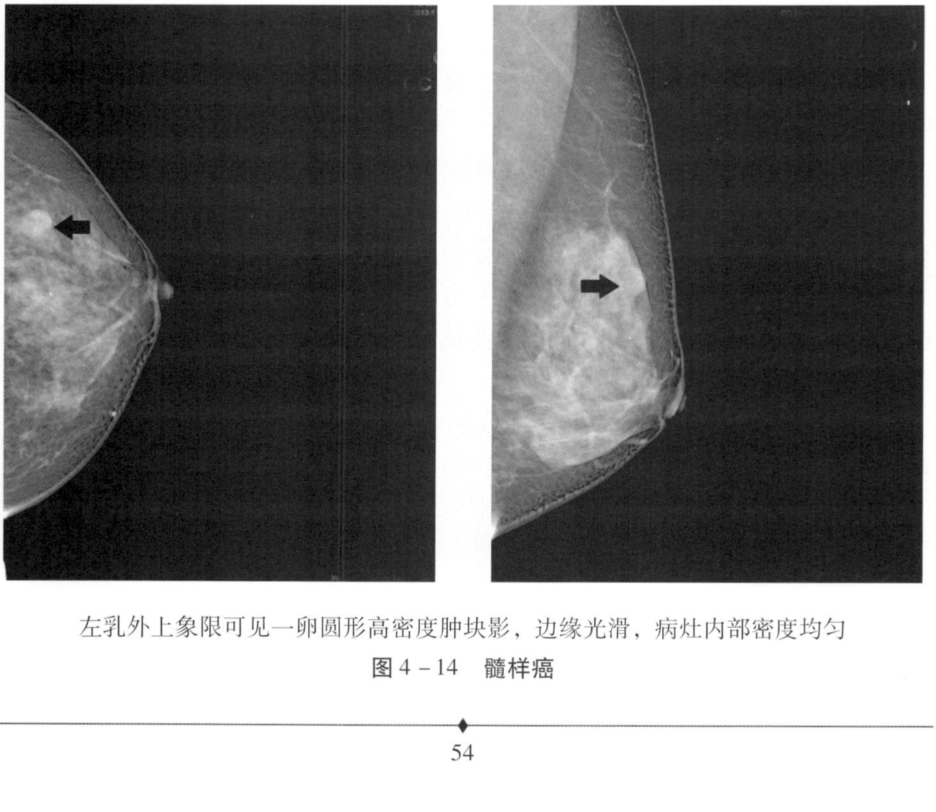

左乳外上象限可见一卵圆形高密度肿块影，边缘光滑，病灶内部密度均匀

图 4 – 14　髓样癌

4.1.3.4 几种特殊类型的乳腺癌

4.1.3.4.1 多中心性乳腺癌

多中心性乳腺癌为多中心、多灶性发生的乳腺癌，以小叶癌较为多见（见图4－15）。

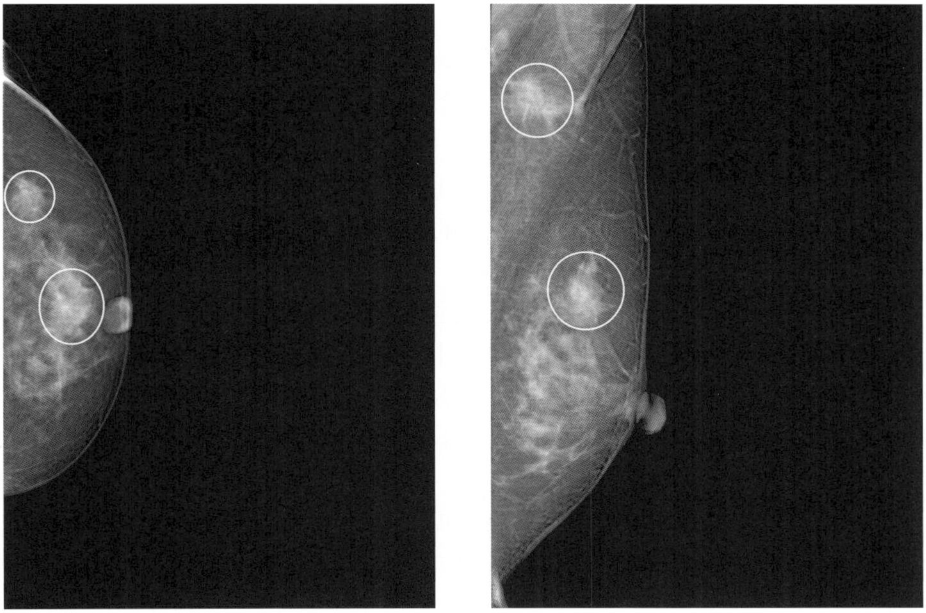

左乳外上及近腋窝处均见团片状致密影，边缘呈蟹足样，其内均未见明显钙化。由于位置关系，CC位腋窝处病变未明确显示

图4－15 多中心性乳腺癌

各个病灶的X线表现与一般乳腺癌相似。由于小叶癌的病灶较隐蔽，因此X线摄片多为假阴性，这时可利用CT、MRI协助诊断。术前完善的影像学检查对拟行保乳手术的患者有重要意义。

4.1.3.4.2 副乳腺癌

副乳腺属先天性乳腺畸形中最常见的一种，男女均可发生，多见于女性，因胚胎时期乳房始基未退化或退化不完全所致。其潜在危险性为转化为乳腺癌，恶变率为20%。副乳腺癌是原发于前胸正常乳腺组织以外乳腺组织的恶性肿瘤，副乳腺癌的病史一般较长。尤其是在非月经期、哺乳期及妊娠期，如有进行性增大或短期内突然增大，伴有肿痛或皮肤糜烂溃疡，应考虑副乳腺癌的可能。此外，应与乳尾部肿瘤、腋窝淋巴结转移及皮肤附件来源的恶性肿瘤相区别。

内外侧斜位 X 线片上可表现为腋窝表浅部位的高密度肿块影，基底较为宽广，边界不规则，可突出于皮肤表面，腋窝皮肤可见增厚粘连，少见钙化。

4.1.3.4.3　乳腺 Paget 病

乳腺 Paget 病，又称湿疹样乳腺癌或癌性湿疹，临床上较少见，约占女性乳腺癌的 1.4%。多数学者认为是由导管内癌细胞沿着导管蔓延，向上侵犯乳头表皮导致的，几乎所有的病例都伴有乳晕后导管癌或浸润癌。

乳腺 Paget 病的 X 线表现与乳腺导管癌相似，主要表现为乳头、乳晕处皮肤增厚，乳头内陷，乳晕后区导管增宽。因癌肿多位于导管内，发展缓慢，故不易形成肿块，但易发生钙化，可以是细沙样，也可成簇成片，而沿乳晕后大导管方向分布的钙化为本病最显著的特征。

4.1.3.4.4　炎性乳腺癌

炎性乳腺癌又叫急性乳腺癌，是乳腺癌的一种特殊类型，因癌肿生长迅速，而且外观又很像炎症而得名。据统计，炎性乳腺癌占乳腺癌的 1% ~5%。炎性乳腺癌多发生于年轻女性，同时好发生于大而悬垂的乳房，其表现类似急性乳腺炎，局部充血发红，整个乳房呈弥漫性肿胀，极易和急性乳腺炎混淆。

钼靶 X 线表现为弥漫性密度增高，皮下组织和乳腺梁状结构增厚、增粗，有时可见细微钙化和局部肿块影。伴乳头回缩，皮肤橘皮样改变，腋淋巴结肿大。

4.1.3.4.5　男性乳腺癌

男性乳腺癌是一种少见的特殊类型的乳腺癌，其发生率占乳腺癌的 0.5% ~1.0%，多见于60 岁以上的男性。因男性乳房没有乳腺小叶，仅含导管，故其病理类型多为导管原位癌和浸润性导管癌。较早出现皮肤和胸肌侵犯，腋淋巴结转移率较高，其愈后较女性乳腺癌为差。

男性乳腺癌的 X 线表现为乳头后方的轮廓光滑规整或有分叶状的肿块，少有毛刺和细微钙化。因男性乳房较小，肿块常与乳头相连，故易出现乳头内陷和皮肤增厚。癌肿向后侵犯易累及胸肌，CT 检查有助诊断。

4.2　乳腺肉瘤

乳腺肉瘤远较乳腺癌少见，约占乳腺恶性肿瘤的 0.5% ~3%。乳腺肉瘤又分为叶状囊肉瘤、间充质肉瘤、癌肉瘤、恶性淋巴瘤与白血病乳腺浸润四大类，其中以叶状囊肉瘤发病率最高。

4.2.1 叶状囊肉瘤

叶状囊肉瘤是由乳腺纤维结缔组织和上皮组织组成的一种呈分叶状结构的纤维上皮性肿瘤，临床上较少见，占乳腺肿瘤的0.3%～0.9%，可发生于任何年龄段的女性，但以中年女性居多，平均年龄为45岁左右。

叶状囊肉瘤的X线表现主要依肿瘤的大小而定。小型肿瘤多表现为一边缘光滑的结节影，呈圆形或卵圆形，密度均匀，难与纤维腺瘤区别，故几乎均被误诊为纤维腺瘤（见图4－16）。肿瘤较大时，即出现特征性的分叶状外形，密度不均，特别是高电压摄片时更可显示出密度明显不均、边缘凹凸不平的分叶状外观，但边缘仍保持光滑锐利（见图4－17）。恶变时血运多有明显增加，患乳可出现粗大的静脉阴影，表面皮肤多数仍然保持正常，或因被下方肿块顶起而变得非常薄，少数可见溃破。肿瘤边缘无浸润、毛刺等恶性征象。

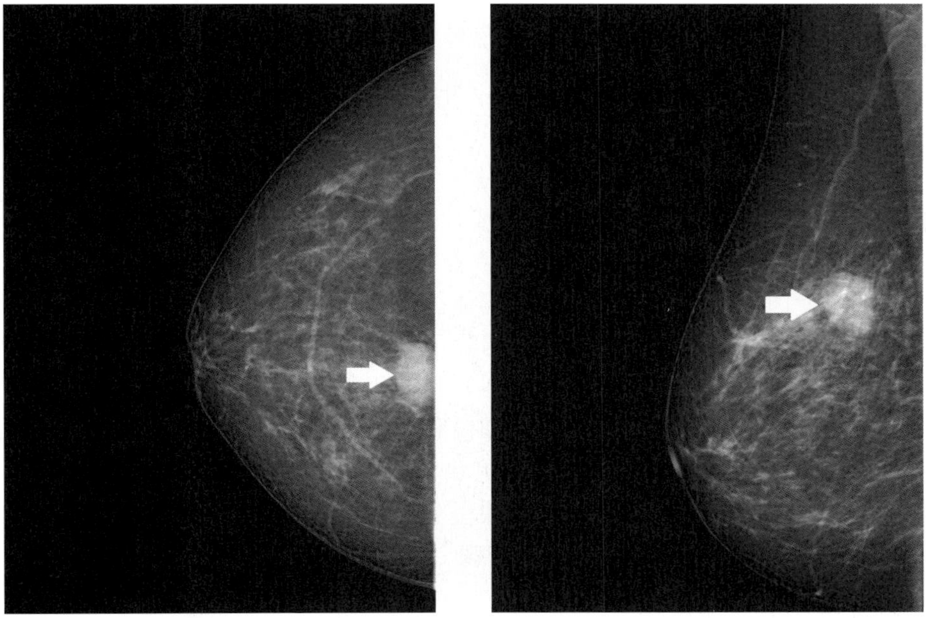

右乳上方可见一卵圆形高密度肿块影，边界尚清，肿块边缘尚光滑，其内密度均匀，难与纤维腺瘤区分开来

图4－16 良性叶状囊肉瘤

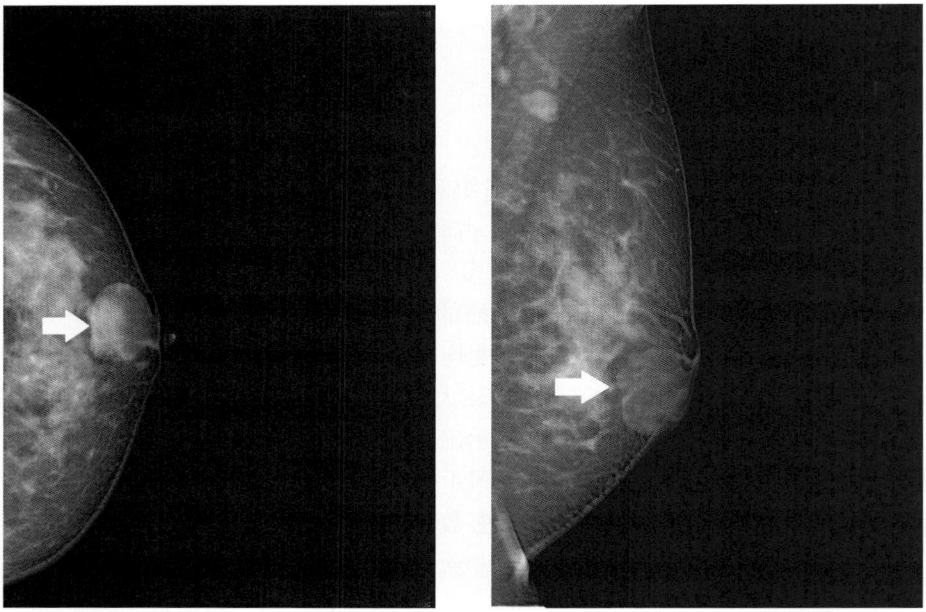

左乳近乳晕处可见一巨大分叶状肿块影，边界清晰，肿块边缘呈分叶状，肿块内密度尚均匀

图 4－17　叶状囊肉瘤

叶状囊肉瘤的钙化少见，约占 8%，呈粗大不规则的颗粒状或片状钙化，有的为小环形囊状钙化。粗大成片钙化者的钙化情况颇似纤维腺瘤的钙化。

叶状囊肉瘤 X 线所见的某些个例体征与乳腺癌的十分相似，故应通过手术病理进一步证实，并应进行手术切除治疗。其与乳腺癌及其他良性肿瘤的主要鉴别点为：①单纯性肿块，不合并其他间接征象；②明显分叶状外形为其形态学特征，肿块边界清晰，边缘锐利，密度较高；③病史时间长；④癌变后出现毛刺状肿块及虫蚀样、鼠尾状（导管造影）改变，故应充分重视。乳腺 X 线片如发现较大的高密度肿块呈分叶状，且边界清晰，特别是短期内迅速增大，应高度怀疑乳腺叶状囊肉瘤。

4.2.2　间充质肉瘤

纤维肉瘤、恶性纤维组织细胞瘤、脂肪肉瘤、血管肉瘤、骨肉瘤等都属于间充质肉瘤，间充质肉瘤占乳腺恶性肿瘤的 0.5%～1%。可直接发生于乳腺结缔组织，也可来自乳腺内已经存在的分叶状纤维腺瘤内的结缔组织，恶性纤维组织细胞瘤、纤维肉瘤较为常见，骨肉瘤则相对少见。

于钼靶X线片上，间充质肉瘤显示为圆形、类圆形或环形均匀致密影，灶内有钙化，边缘多规则、清晰、无毛刺，病灶边缘有明显分叶，局部皮肤增厚，患侧引流血管增粗。

4.2.3 癌肉瘤

乳腺癌肉瘤是一种罕见的恶性肿瘤，其发病率低，发病年龄比一般乳腺癌高，病程、病变部位、症状、体征缺乏特征性表现。其组织来源说法不一，大都倾向来源于同一干细胞，向上皮和间叶组织分化，和一般肉瘤沿血道转移不同，癌肉瘤是沿淋巴道转移的。

钼靶X线表现无特异性，可表现为较大肿块，部分边界清晰光滑，部分边缘毛糙，且有尖角样突起，密度多不均匀，其中可见较多细沙样或颗粒样钙化。患侧乳腺结构紊乱，肿块附近和乳晕后血管较对侧明显增粗。

4.2.4 恶性淋巴瘤与白血病乳腺浸润

4.2.4.1 **恶性淋巴瘤**

乳腺恶性淋巴瘤较少见，可原发于乳腺或继发于全身其他系统。原发性恶性淋巴瘤尤为罕见。一般认为乳腺内只有淋巴组织，而很少有淋巴结，乳腺恶性淋巴瘤属于结外淋巴瘤，结外恶性淋巴瘤以非霍奇金病多见。

乳腺恶性淋巴瘤X线表现无特异性，主要有两种表现形式，可表现为不均匀斑片状密度增高影或弥漫性密度增高影，伴有皮肤增厚、乳晕增厚、乳头内陷，与炎性乳腺癌相似；但多数表现为边界光滑或部分边界光滑的结节影，前缘边界光滑规整，病灶阴影的密度多为中等密度，而并非高密度，此点与乳腺癌或纤维腺瘤有所不同，这是恶性淋巴瘤质地较软，摄片时加压易于变扁所致，且密度较均匀，内无钙化（见图4-18）。

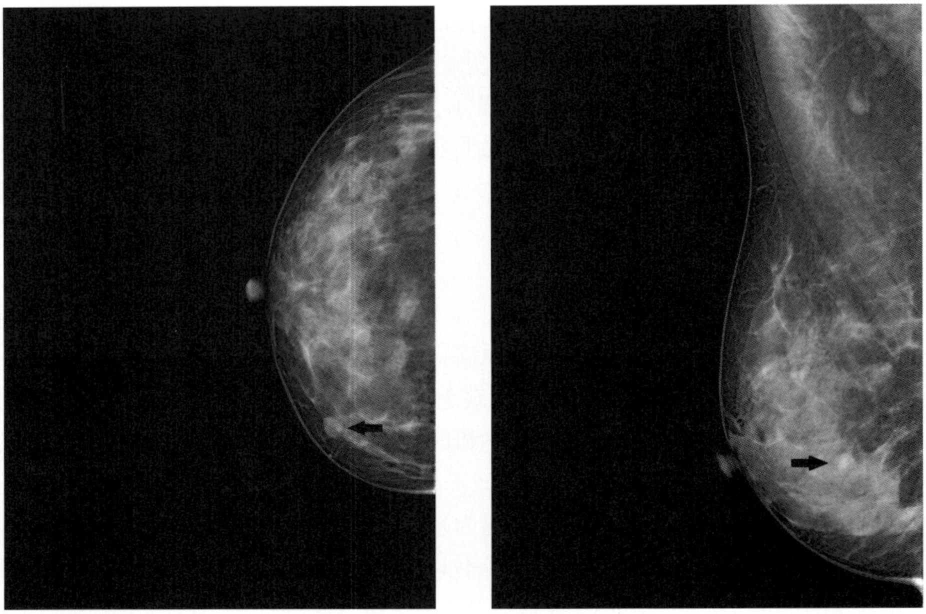

右乳内下可见卵圆形结节影，边界光滑规整，呈中等密度，内无钙化

图4－18　恶性淋巴瘤

4.2.4.2　白血病乳腺浸润

白血病乳腺浸润又称白血病肉瘤，非常少见。临床上可分为肿块型和弥漫浸润型两种。肿块型于乳腺X线头尾位片上，以两侧乳腺的多发结节灶为特征，病灶可相互融合，致乳腺密度呈不均匀性增高；于内外侧斜位片上，两侧腋前可见肿大淋巴结影。弥漫浸润型患者，两侧乳腺腺体结构不清，呈块状，密度不均匀性增高。

参考文献

［1］Eklund G. W.，Cardenosa G.，Parsons W.，Assessing adequacy of mammographic image quality，*Radiology*，1994，Vol. 190，No. 2.

［2］Fisher Edwin R.，Dignam James，Tan－Chiu Elizabeth，et al.，Pathologic findings from the National Surgical Adjuvant Breast Project（NSABP）eight－year update of Protocol B－17：intraductal carcinoma，*Cancer*，1999，Vol. 86，No. 3.

［3］Krecke K. N.，Gisvold J. J.，Invasive lobular carcinoma of the breast－

mammographic findings and extent of disease at diagnosis in 184 patients, *American Journal of Roentgenology*, 1993, Vol. 161, No. 5.

[4] Le Gal M., Dilhuidy M. H., Le Treut A., Intramammary calcification, in *Mammography, A Guide to Interpretation*, St. Louis: Mosby – Year Book, 1988.

[5] Memis A., Ozdemir N., Parildar M., et al., Mucinous (colloid) breast cancer: mammographic and US features with histologic correlation, *European Journal of Radiology*, 2000, Vol. 35, No. 1.

[6] Moon W. K., Im J. G., Koh Y. H., et al., US of mammographically detected clustered microcalcifications, *Radiology*, 2000, Vol. 217, No. 3.

[7] Sabaté Josep M., Gómez A., Torrubia S., et al., Osteosarcoma of the breast, *American Journal of Roentgenology*, 2002, Vol. 179, No. 1.

[8] Semenza Gregg L., Regulation of mammalian 02 homeostasis by hypoxia – inducible factor 1, *Annual Review of Cell and Developmental Biology*, 1999, Vol. 15.

[9] Sickles E. A., Mammographic features of early breast cancer, *American Journal of Roentgenology*, 1984, Vol. 143, No. 3.

[10] Sigfússon B. F., Andersson I., Aspegren K., et al., Clustered breast calcifications, *Acta Radiol Diagn (Stockh)*, 1983, Vol. 24, No. 4.

[11] Stavros A. T., Thickman D., Rapp C. L., et al., Solid breast nodules: use of sonography to distinguish between benign and malignant lesions, *Radiology*, 1995, Vol. 196, No. 1.

[12] Tabar L., Fagerberg G., Chen H. H., et al., Tumour development, histology and grade of breast cancers: prognosis and progression, *International Journal of Cancer*, 1996, Vol. 66, No. 4.

[13] Vibert J. F., Valleron A. J., Automatic detection of microcalcifications in mammography using a neuromimetic system based on retina, *Stud Health Technol Inform*, 2003, Vol. 95.

[14] Warren R., Screening women at high risk of breast cancer on the basis of evidence, *European Journal of Radiology*, 2001, Vol. 39, No. 1.

[15] Weinstein S. P., Orel S. G., Heller R., et al., MR imaging of the breast in patients with invasive lobular carcinoma, *American Journal of Roentgenology*, 2001, Vol. 176, No. 2.

[16] Yilmaz E., Sal S., Lebe B., Differentiation of phyllodes tumors versus fibroadenomas, *Acta Radiologica*, 2002, Vol. 43, No. 1.

[17] 鲍润贤主编．中华影像医学（乳腺卷）．北京：人民卫生出版

社，2002.

［18］杜红文，张蕴，张剑琴等．乳腺癌的 X 线诊断．中国医学影像学杂志，1998，6（3）．

［19］顾林，穆振宇，宁连胜等．女性乳腺粘液腺癌 101 例临床分析．中华普通外科杂志，2002，17（7）．

［20］尚延海，张淑香，张志伟等．白血病胸部浸润的临床 X 线表现（附 68 例分析）．医学影像学杂志，2002（6）.

［21］徐开埜主编．乳腺疾病影象诊断与治疗学．上海：上海科技教育出版社，1996.

［22］孟旭莉，李涛，方铣华等．乳腺印戒细胞癌和粘液腺癌的临床病理分析．肿瘤防治杂志，2001，8（2）．

［23］曾莉，宫殿政．钼靶软 X 线诊断乳腺肉瘤 1 例报告．实用放射学杂志，2000（9）.

［24］赵宏伟．乳腺浸润性导管癌的 X 线诊断．医学影像学杂志，2004，14（5）．

［25］中国抗癌协会编．新编常见恶性肿瘤诊治规范（乳腺癌分册）．北京：北京医科大学、中国协和医科大学联合出版社，1999.

［26］周祝谦，张义同．乳腺叶状囊肉瘤的影像学检查结果分析．山东医药杂志，2000（11）．

5　乳腺癌的 TNM 分期

对乳腺癌进行正确、合理的分期具有十分重要的意义，因为客观、准确地评价病变范围、播散程度、远处转移和评估预后是制订治疗方案的依据。在临床工作中，对乳腺癌进行分期的方法主要有临床分期、病理分期、TNM 分期等。

乳腺癌局部发展累及的范围与区域，以及远处转移的程度对其治愈率和生存率有直接影响。治疗前对其进行准确、合理的临床分期，对评估预后具有重要价值，同时也是制订治疗方案和评价疗效的依据。在合理和统一的分类分期下，国内外各医疗机构之间可以进行信息交流、疗效比较，并进行协作研究和资料汇总。因此，对首次确诊救治的乳腺癌患者，先对肿瘤进行准确的分期，一直是诊治及开展各项研究工作的重要内容。

乳腺癌的分类分期方法较多，但目前应用最为广泛的还是 TNM 分期法。依据解剖学原理对肿瘤进行分期，并在国际达成共识，其主要目的在于方便临床诊疗经验的交流。此外，还有助于临床医生选择有效的治疗方案，并评估预后。AJCC（美国肿瘤联合委员会）和 UICC（国际抗癌联盟）根据解剖方面疾病的程度，制定了 TNM 分期系统。

5.1　TNM 分期的原则

TNM 分期的总原则：所有病例经病理学确诊后，才可进行 TNM 分期。TNM 分期包括四种类型。

5.1.1　TNM 分期系统的四种类型

5.1.1.1　临床 TNM 分期

临床 TNM 分期简称 cTNM，是指在治疗开始之前，依据体格检查、影像学检查、内镜检查、活检和手术探查等进行的临床分期。

5.1.1.2 病理 TNM 分期

病理 TNM 分期简称 pTNM，是指主要依据手术中的发现，尤其是病理检查结果，对疾病进行的病理分期。pT 代表原发肿瘤的病理分期，需对原发肿瘤行充分的手术切除，以评定其最高的 pT 级别；pN 代表区域淋巴结的病理分期，亦需切除足够的淋巴结，以评定其最高的 pN 级别。在临近乳腺癌原发灶的脂肪组织中，大于 3 mm 的癌结节，即使没有淋巴结组织结构，也被称为区域淋巴结转移，被纳入 pN 评级；若该结节小于 3 mm，则归为原发灶的非连续性播散，属 pT3。Ⅰ、Ⅱ期病变的病理分期取决于原发灶、区域淋巴结转移是否完全切除；在Ⅲ、Ⅳ期患者中，若原发病灶已行活检，但无法完全切除，通过组织性诊断可确诊 T、N 或 M，亦可对疾病进行病理分期。

5.1.1.3 再次治疗进行 TNM 分期

再次治疗进行 TNM 分期简称 rTNM，是指当患者初次治疗后，经历无病生存、疾病复发需接受进一步治疗时，对患者进行的分期，此时需提供包括活检病理在内的所有信息。

5.1.1.4 尸解 TNM 分期

尸解 TNM 分期简称 aTNM，是指在患者死亡后，依据尸体解剖结果，对癌症进行的 TNM 分期。

5.1.2 TNM 分期系统四种类型的相关性

（1）对 cT、cN、cM 与 pT、pN、pM 进行评级后，需进行归类分期。临床分期是选择、评估治疗方案的基础，有助于为病理分期提供精确的预后信息。因此，cTNM 和 pTNM 均应记录在病例中。病理分期不可替代临床分期。

（2）在某一特殊病例中，如对正确的 T、N、M 评级有疑问，可选择相应的下一个级别。此款同样适用于分期。

（3）当一个器官中同时存在多个病灶时，则取具有最高级别 T 的病灶作为分期的依据，并应在括号内注明多发及病灶数目，如 T2（m）或 T2（5）。在成对脏器中同时发生的肿瘤可进行独立分期。甲状腺、肝脏、卵巢中的多发病灶本身就是 T 分级中的一项标准。

5.2 TNM 临床分期的意义

5.2.1 原发肿瘤（T）

（1）Tx：原发肿瘤无法评估。
（2）T0：无原发肿瘤证据。
（3）Tis：原位癌。
（4）T1：肿瘤最大直径≤20 mm。
（5）T2：肿瘤最大直径＞20 mm，但≤50 mm。
（6）T3：肿瘤最大直径＞50 mm。
（7）T4：肿瘤无论大小，直接侵犯胸壁或皮肤，已远处转移。

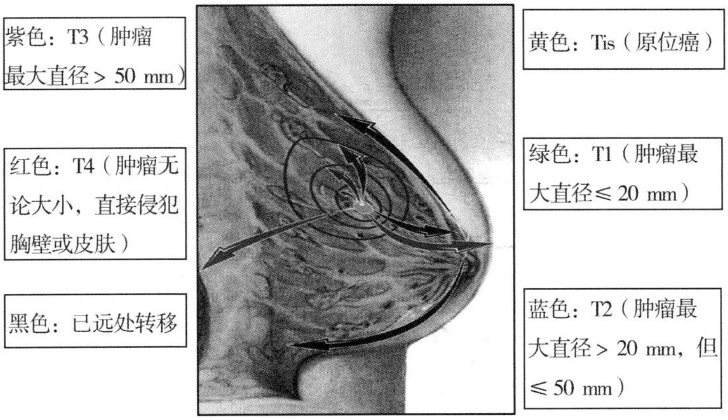

图 5-1　原发乳腺癌 T 分期示意图

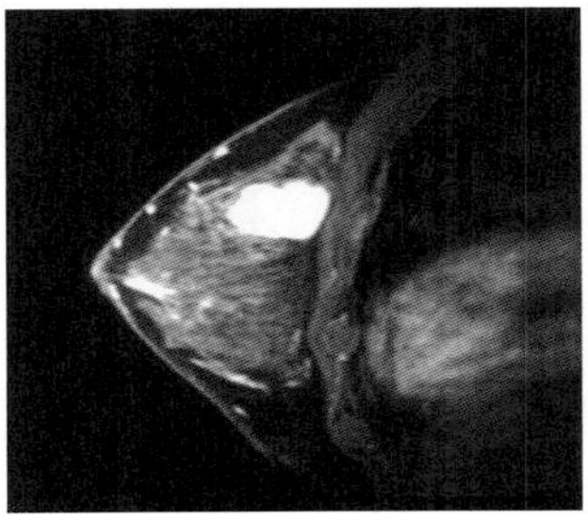

分叶状肿块，直径超过 2 cm，相邻胸壁未受累及

图 5-2

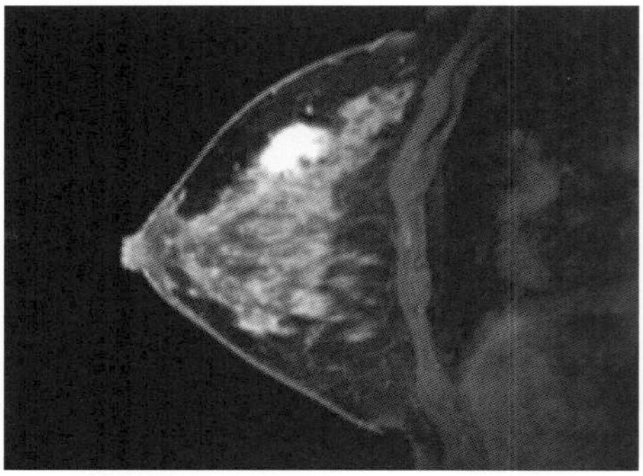

右侧乳腺外上象限肿块，皮下脂肪及皮肤未受累及

图5－3

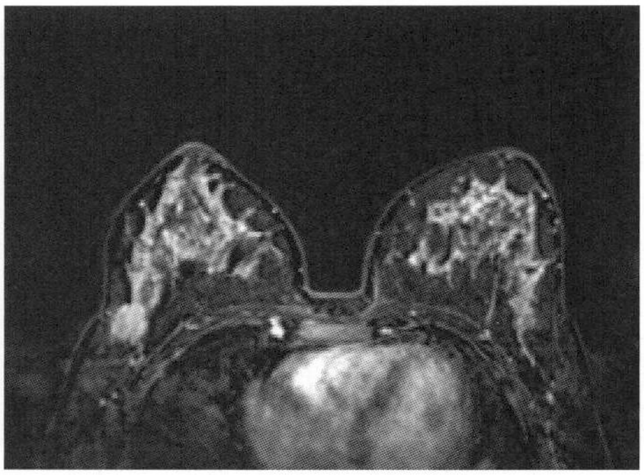

右侧乳腺外上象限肿块，皮下脂肪及皮肤可见累及

图5－4

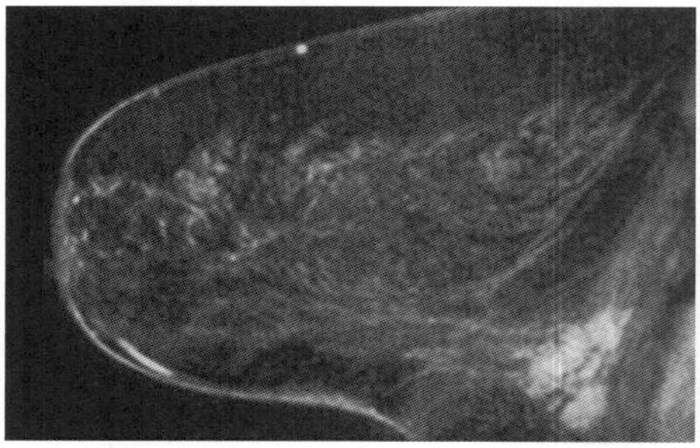

浸润性导管癌，下方胸大肌侵犯

图5－5

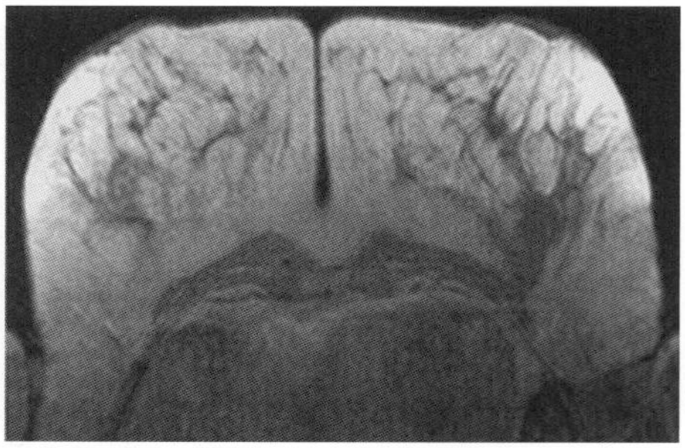

小叶癌间隔强化及环形强化，未侵犯临近胸大肌

图5－6

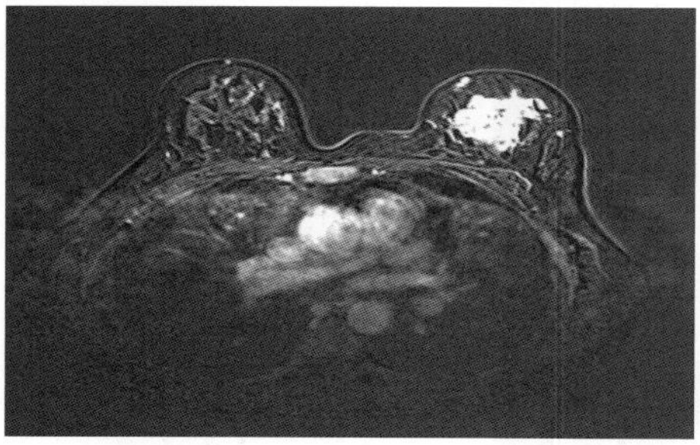

左侧乳腺肿块，直径超过5 cm，但未见腋下及内乳淋巴结肿大

图5－7

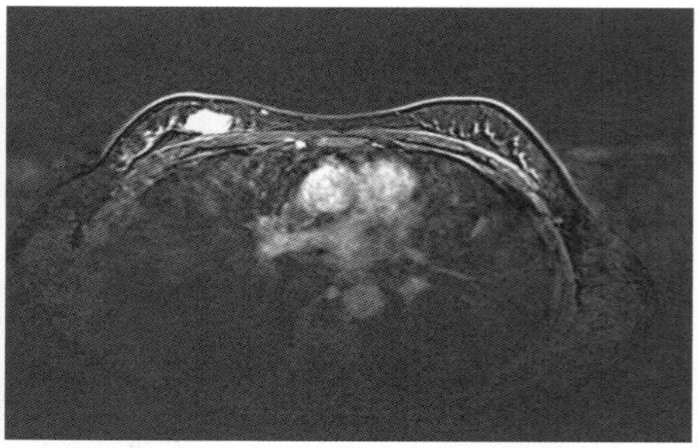

右侧乳腺癌，未累及胸壁

图5－8

5.2.2 区域淋巴结（N）

（1）Nx：区域淋巴结无法评估。

（2）N0：无区域淋巴结转移。

（3）N1、N2、N3：肿瘤累及区域淋巴结的数量，并可进一步分级。

注：①原发肿瘤直接侵犯至淋巴结归为淋巴结转移。②除区域淋巴结以外的淋巴结转移归为远处转移。③经显微镜确认的最大直径小于 3 mm 的肿瘤结节，被定义为原发灶的非连续性播散，进入 T 分级；肿瘤结节直径大于 3 mm，即使没有淋巴结组织，也被称为区域淋巴结转移。

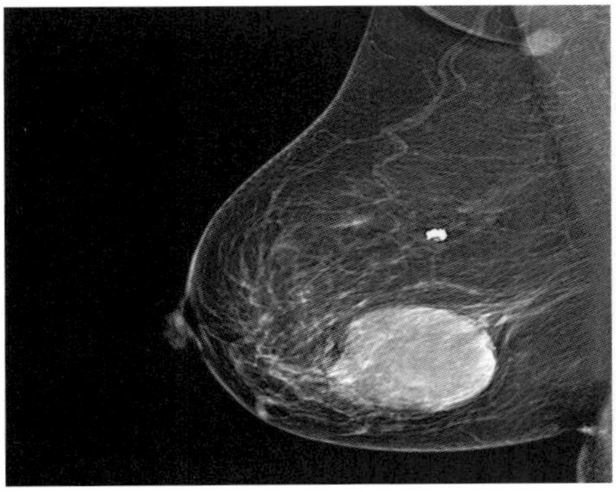

右侧乳腺下方肿块，直径 4 cm，伴右侧腋下淋巴结肿大

图 5－9

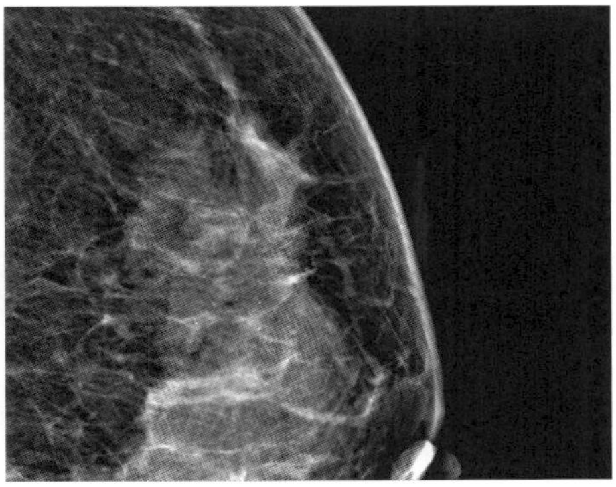

左侧乳腺癌，局部放大点压片显示结构扭曲，前缘脂肪浸润

图 5－10

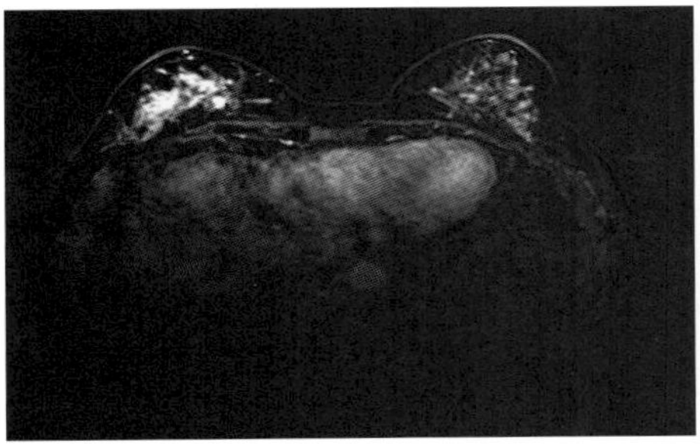

右侧乳腺癌，MRI 显示右侧乳腺异常强化，伴脂肪浸润

图 5－11

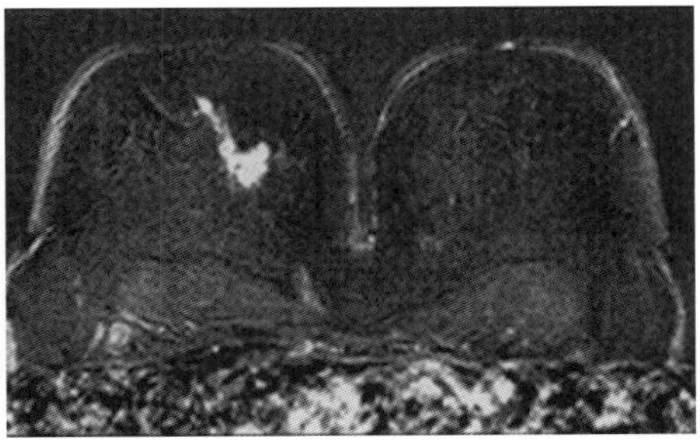

右侧乳腺恶性肿块

图 5－12

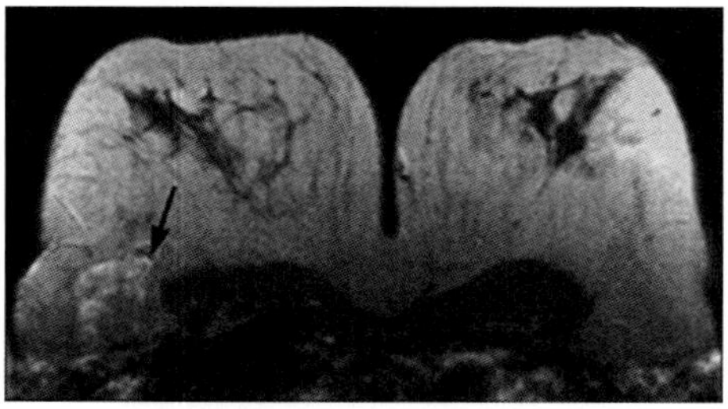

右侧腋淋巴结肿大

图 5－13

5.2.3 远处转移（M）

（1）Mx：有无远处转移无法评估。

（2）M0：无远处转移。

（3）M1：远处转移。

5.3 乳腺癌新的 TNM 分期

5.3.1 乳腺癌新 TNM 分期的产生

以解剖学为依据对肿瘤进行的 TNM 分期，对来源于不同解剖部位的肿瘤有不同的分期标准。某些特殊类型的肿瘤，如霍奇金病和淋巴瘤，需使用其他分期系统。软组织肿瘤中的组织学分级、甲状腺癌的患者年龄均对预后产生重要影响，因此必须在分期时予以考虑。将来反映肿瘤生物学特征的指标可能会成为解剖分期的有力补充，在提供精确的预后信息的同时，也应为临床提供准确的分期。

随着循证医学的发展，以及临床资料的积累和治疗观念的更新，AJCC 和 UICC 对乳腺癌的分期进行了多次再版。第五版的乳腺癌 TNM 分期于 1997 年发表后，2000 年 AJCC 又组织专家对该分期进行了修改，2001 年秋，专家组向 AJCC 提交了修改意见，第六版的乳腺癌 TNM 分期于 2002 年出版。促使乳腺癌 TNM 分期系统作修改的原因主要有以下三个方面：①钼靶普查的广泛实施使乳腺癌的早期诊断成为可能，许多乳腺癌患者乳腺肿块很小，甚至临床不能触及。然而，早期患者的肿瘤异质性表现为一些患者可由单纯的手术治愈，而另一些恶性程度高的患者则需要积极的治疗。人们正试图通过研究肿瘤或血清标志物来弥补解剖病理学因子（肿瘤大小、淋巴结转移、远处转移）的不足。②前哨淋巴结活检已成为早期乳腺癌的一种治疗方法，免疫组化和分子技术被用于检测微小的肿瘤转移灶（十年前这些转移灶是无法检测的），且目前发现微转移灶已在治疗决策时起到重要作用。为了收集资料，分析这些检查方法的有效性，需要针对微转移制定标准的、可供遵循的诊断和命名分析系统。③许多临床数据显示，过去对第Ⅲ组腋淋巴结转移和腋窝以外淋巴结（如锁骨上淋巴结、内乳淋巴结）转移的理解有偏差。

对乳腺癌 TNM 分期系统所作的修改、补充遵循了以下原则：①修改有循证医学证据；②诊治标准的变动应该在临床上达成共识；③修改应该获得统一的命名和编码体系，以便病例资料数据库信息的采集。

5.3.2 乳腺癌新 TNM 分期的合理性

5.3.2.1 微转移灶与孤立肿瘤细胞

免疫组化和分子技术越来越多的应用使病理医师发现微转移灶，甚至孤立肿瘤细胞成为可能。但这些微小病灶的临床意义仍不明确。什么是划分微转移灶和孤立肿瘤细胞的界线？孤立肿瘤细胞有临床意义吗？如果某一微小病灶只能被免疫组化检出，而在常规 H－E 染色下未能证实，能够据此分期吗？如果逆转录—聚合酶链反应（RT－PCR）能够检出单个肿瘤细胞，这对肿瘤和治疗决策有帮助吗？这些问题还有待在进一步的研究中明确。

在第五版 AJCC 分期手册中，微转移灶被定义为最大直径不超过 2 mm 的转移灶，这些病灶在没有更大转移结节的情况下的分期为 pN1，而且有临床意义。但是，该分期未提出一个低限，即小于该直径低限的病灶没有临床价值。目前尚无资料提供这一答案，只有通过大样本的临床病例对其治疗结果进行定量分析，才能界定微转移灶和孤立肿瘤细胞。因此，第六版 AJCC 分期手册提出了微转移灶的低限，即转移灶直径超过 0.2 mm，但不超过 2 mm。这些病灶可能出现恶性表现，如增殖或间质反应，后者属非必需的条件。孤立肿瘤细胞（单个细胞或细胞团）被定义为肿瘤细胞团直径不超过 0.2 mm，伴或不伴恶性表现。现阶段，孤立肿瘤细胞被归为淋巴结阴性，因为对这些病灶的治疗并未使患者获益，反而产生了副作用。

当免疫组化检测发现肿瘤细胞时，H－E 染色下的校验能够发现明确的组织学证据，此是确认淋巴结转移灶的金标准。文献报道，在免疫组化发现的微转移灶的病例中，在 H－E 染色下，有 12%～29% 被判定为淋巴结阴性，而一些研究显示免疫组化发现微转移灶时患者无复发生存率下降。免疫组化阳性的组织再行 H－E 染色，应被列为判定淋巴结转移灶的常规。然而，许多病理医师认为发现微转移灶的方法并不重要，判断其临床意义才重要，他们认为微转移灶的大小是判定其转移潜力的重要标准。虽然如此，但第六版 AJCC 分期手册并未作出明确的界定，只是增设了以下条款：（i）代表淋巴结微转移的免疫组化检测，而 H－E 染色是阴性的，如 pN0（i＋）表示 H－E 染色阴性、免疫组化阳性的淋巴结内肿瘤细胞团最大直径不超过 0.2 mm；PN1（i＋）表示 H－E 染色阴性、免疫组化阳性的淋巴结微转移灶最大直径大于 0.2 mm，同时不超过 2 mm。

在过去的 20 年中，RT－PCR 不仅在分子生物学中发挥了重大作用，而且在临床医学上也产生了很大的影响。在常规病理、免疫组化均为阴性的前哨淋巴结中，RT－PCR 技术可通过测定肿瘤标志物（如癌基因）检出单个肿瘤细胞。然而，转移是一个复杂的过程，这些细胞的检出不一定具有临床意义。据报道，在血液循环的肿瘤细胞中，仅 0.05% 可生存并形成转移灶。第六版 AJCC 分期手册仅将由 RT－PCR 发现微转移的淋巴结确定为 pN0，为便于资料收集，增设（mol）表示淋巴结 H－E 染色阴性而 RT－PCR 阳性的情况，如 pN0（mol＋）。

5.3.2.2 淋巴结转移数目

长期以来，人们达成了区域淋巴结转移数目是乳腺癌重要的预后因子的共识，但是这一共识并未在以往的 AJCC 分期中得到体现。这样，1 个淋巴结转移的病例和 10 个淋巴结转移的病例均归为 N1，确切的淋巴结转移情况只有在 pN1 中才能体现。

在本次修改中，结合乳腺预后和治疗进展，为反映当今临床规范，病理分期也进行了重新组织。腋淋巴结转移 1～3 个（至少一个转移灶大于 2 mm，且所有转移灶大于 0.2 mm）归为 pN1a，腋淋巴结转移 4～9 个归为 pN2a，腋淋巴结转移 10 个或 10 个以上归为 pN3a。将腋淋巴结转移 1～3 个与 4～9 个列入不同分期基于一项大样本研究，Carter 收集了 24 740 例乳腺癌患者，通过对肿瘤大小进行分层（小于 2 cm、2～5 cm、大于 5 cm），发现每组患者总生存率与腋淋巴结转移数呈负相关。将腋淋巴结转移 10 个或 10 个以上归为 pN3a 反映了临床治疗常规，在美国外科医师协会收集的 20 547 例乳腺癌患者中，Nwmoto 报道随着腋淋巴结转移数的增多，患者生存率呈线性下降。

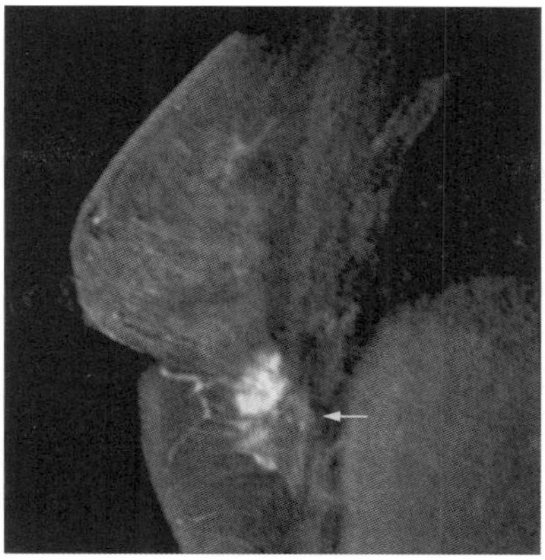

胸壁侵犯：异常强化延伸到肋骨或肋间隙

图 5－14　浸润性导管癌

5.3.2.3　锁骨下淋巴结转移

锁骨下淋巴结位于胸小肌内缘的内侧，虽然以往的 AJCC 分期将锁骨下淋巴结与腋淋巴结归在一起，但临床上认为锁骨下淋巴结转移的患者预后较差。Newman 最近报道，在局部晚期乳腺癌患者中应用超声检查锁骨下淋巴结，约 1/3 的病例显示锁骨下淋巴结转移，该组病例与正常病例相比，无复发生存率和总生存率均降低，因此，新 TNM 分期建议将锁骨下淋巴结转移归为 N3a。

5.3.2.4　非腋淋巴结的转移

乳房淋巴的主要引流方向是腋窝，但也包括内乳淋巴结和锁骨上淋巴结。内乳淋巴结位于胸骨旁，肋间隙、胸内筋膜的浅面；锁骨上淋巴结位于锁骨上窝，由锁骨、锁骨下静脉、颈内静脉角、肩胛舌骨肌及其肌腱包绕。

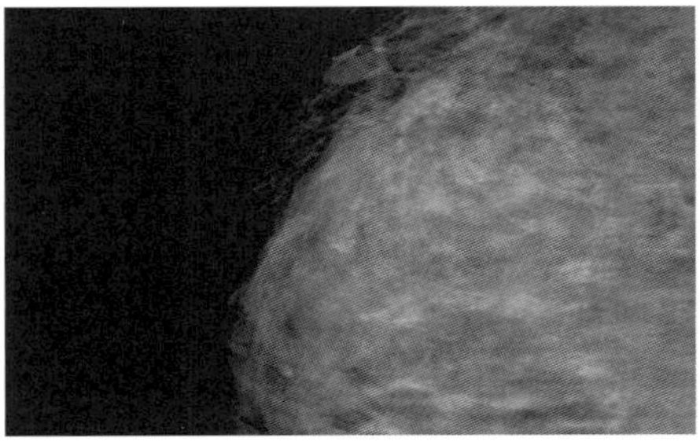

右侧乳腺浸润性小叶癌，伴内乳淋巴结转移

图 5－15

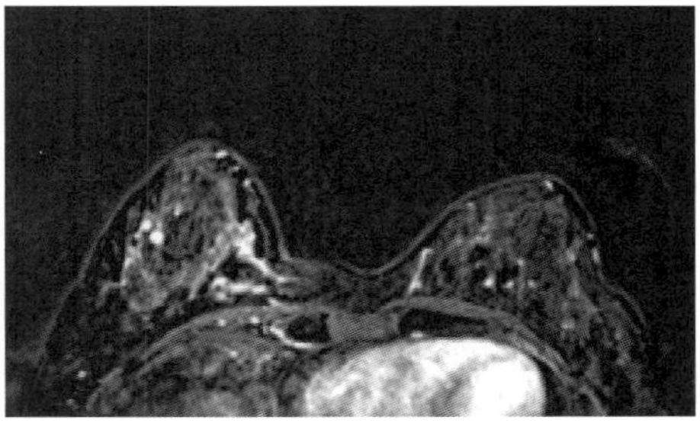

与图 5－15 为同一患者，MRI 显示右侧内乳淋巴结异常强化

图 5－16

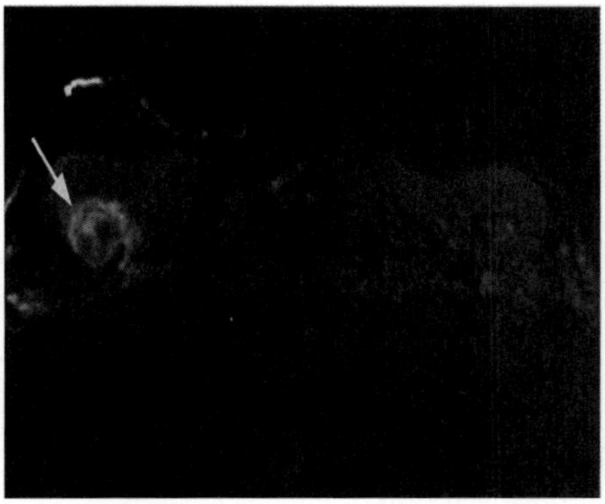

内乳淋巴结肿大

图 5 - 17

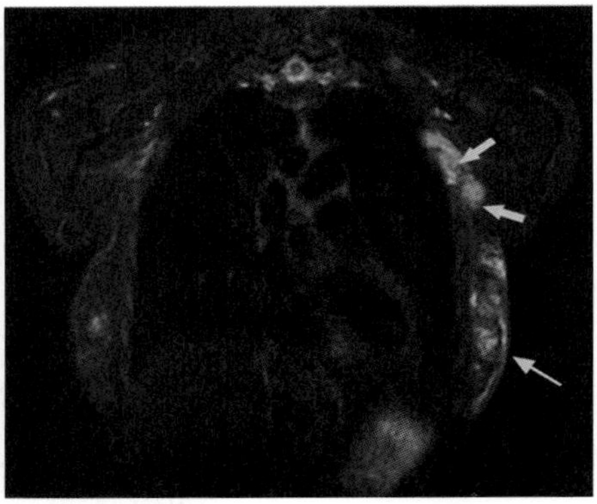

左侧乳腺癌，广泛腋淋巴结，皮肤水肿增厚

图 5 - 18

第五版 AJCC 分期手册将内乳淋巴结归为 N3。Douglas 分析了 1985—1991 年国家癌症数据库的乳腺癌病例，发现ⅢB 期病例 5 年的生存率相似（47.6% 和 45.2%）；Veronesi 分析了 342 名接受乳腺癌扩大根治术的患者，其中内乳淋巴结阳性病例和阴性病例 5 年的生存率分别为 44% 和 78%，然而上述结论是在没有独立于腋淋巴结状态的情况下得出的。最近，Klauber - De More 在分析了一系列研究后认为，内乳淋巴结转移对预后的影响依赖于其他区域的淋巴结状态。内乳淋巴结转移/腋淋巴结阴性的患者与内乳淋巴结阴性/腋淋巴结转移的患者生存率相似，内乳淋巴结和腋淋巴结均有转移的患者生存率明显降低；转移的内乳淋巴结的大小也是影响生存率的因素，可在临床体检或影像学检查时发现内乳淋巴结的，该患者预后差于那些依靠前哨淋巴结活检且影像学检查（不包括淋巴结核素显像）不能发现内乳淋巴结的患者。为了反映这些复杂的临床现象，新版 AJCC 分期手册作了如下修改：对于通过前哨淋巴结活检，而非影像学检查（除外淋巴核素显像）发现的内乳淋巴结转移，同时腋淋巴结阴性的患者归为 pN1b；同时伴有 1 ~ 3 个转移淋巴结时，归为 pN1c；同时伴有 4 个或 4 个以上转移淋巴结时，归为 pN3b。通过临床检查或影像学检查（包括 CT、B 超，除外淋巴核素显像）发现的内乳淋巴结转移，同时腋淋巴结阴性时归为 N2b/pN2b；如伴有腋淋巴结转移时，则归为 N3b/pN3b。

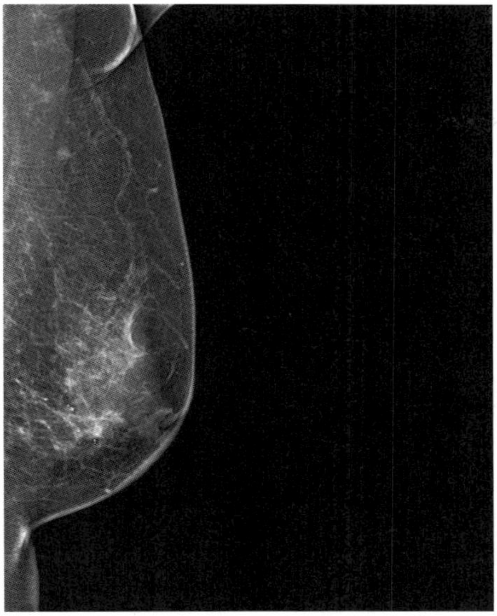

X 线摄片见大量异型钙化，提示合并原位癌成分，胸壁前方见内乳淋巴结肿大

图 5－19　乳腺癌

锁骨上淋巴结转移的患者预后差，5 年的生存率为 34% ～55%。因此，第五版 AJCC 分期手册将锁骨上淋巴结转移归为远处淋巴结转移（M1），而非较严重的区域淋巴结转移（N3）。因为存在远处转移的淋巴结无法治愈，所以许多锁骨上淋巴结转移的患者接受了大量姑息性的治疗。Brito 完成了一项研究并对这一治疗方案提出了质疑。70 例锁骨上淋巴结转移的乳腺癌患者接受了积极的治疗，包括新辅助化疗、手术、术后化疗和放疗，中位随访期 8.5 年，该组病例无复发生存率和总生存率与ⅢB 期相似，明显优于Ⅳ期患者。因此，将同侧锁骨上淋巴结转移归为远处转移会导致部分患者治疗不足。本次分期将锁骨上淋巴结转移归为 N3c/pN3c。

5.3.2.5　前哨淋巴结活检

在肿块较小（T1、T2）且临床淋巴结阴性的乳腺癌病例中，前哨淋巴结活检可避免腋淋巴结清扫，且正迅速成为标准治疗方法；局部晚期乳腺癌经新辅助化疗后，行前哨淋巴结活检也是目前关注的焦点。但这一过渡阶段存在一些问题。在许多病例中，前哨淋巴结是唯一的转移淋巴结，如何在这些病例中避免腋淋巴结清扫？一些病理组织学切片未发现微转移，而免疫组化发现转移灶，腋淋巴结清扫是否对改善生存有力？正在进行的一些临床试验 Z0010、Z0011、NSABP－B32 将得出长期的、具有前瞻性的结论，并最终解决上述问题。同时，为了便于国家癌症数据库采集信息，有必要在新 TNM 分期中增设补充条款：仅依据前哨淋巴结活检作出的分期需注明（sn），如 pN1（sn）；如果患者进行前哨淋巴结活检后，又接受了常规的腋淋巴结清扫，则依据全部的腋淋巴结情况归类，不再注明（sn）。

5.3.3 乳腺癌的 TNM 分期

T（tumor）表示原发肿瘤累及范围。临床分期须经体格检查或乳腺 X 线摄影，测量其最长径和垂直的最长径。病理分期时，如一个肿瘤含原位癌和浸润性癌两种成分，肿瘤体积按浸润性成分的大小计算。

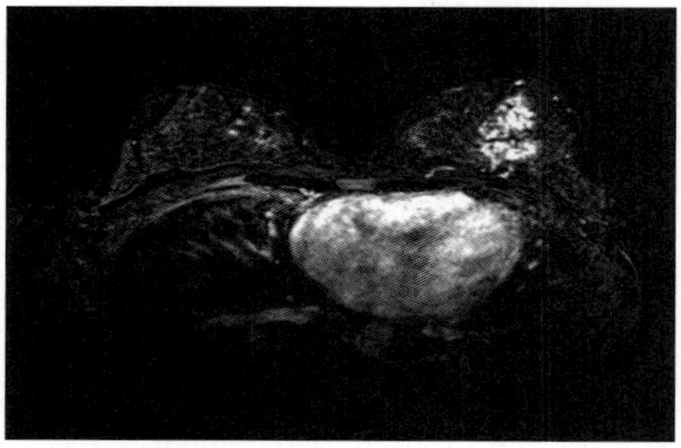

左侧乳腺癌，异常强化区域达到胸壁前方，但未累及浅筋膜

图 5－20

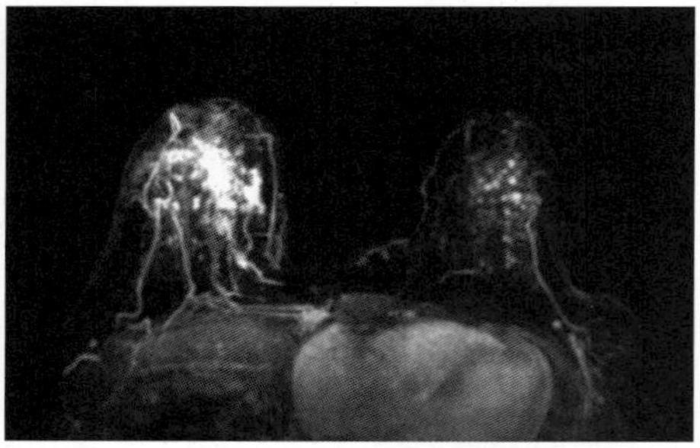

右侧乳腺癌，异常强化区域累及皮下脂肪及皮肤

图 5－21

N（node）表示区域淋巴结受侵犯与否的状态。

M（metastases）表示远处转移的有无。

治疗前的临床分期以 TNM 分期表示。手术后的病理分期则以 pTNM 表示，pT 需对整个原发肿瘤及周围相应的“正常组织”进行足够范围的组织学检查；pN 需有足够数量的淋巴结被清除并经病理学检查；pM 则需有较可靠的影像学诊断，甚至需要组织病理学证实。pTNM 可提供最确切的疾病程度资料供预测预后，并据此设计术后治疗策略。同侧同时发生的原发性多发乳腺癌应按其中体积最大者进行分期；双侧同时或先后发生的原发性乳腺癌应分别进行分期。

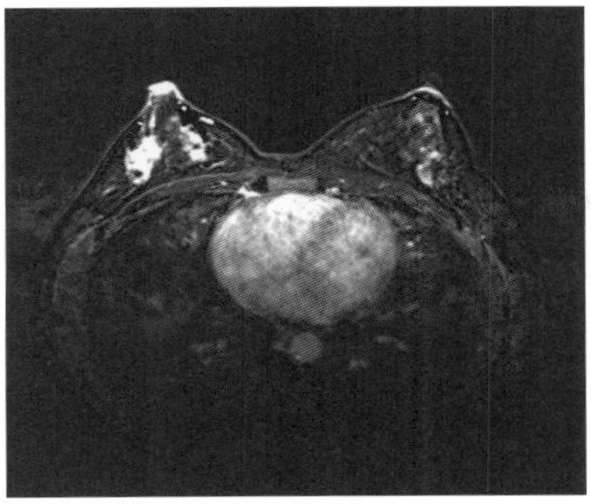

双侧乳腺癌

图 5－22

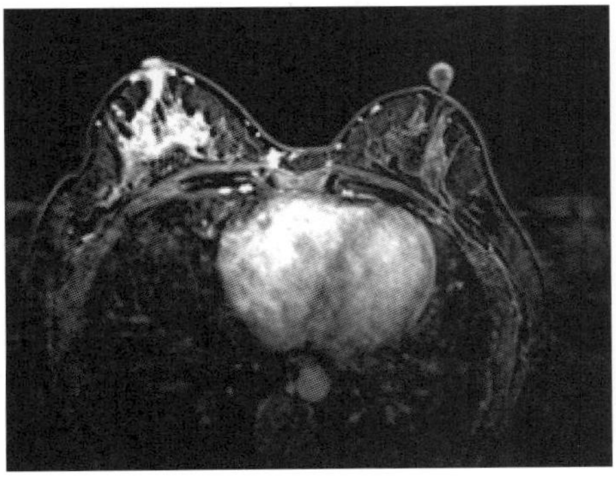

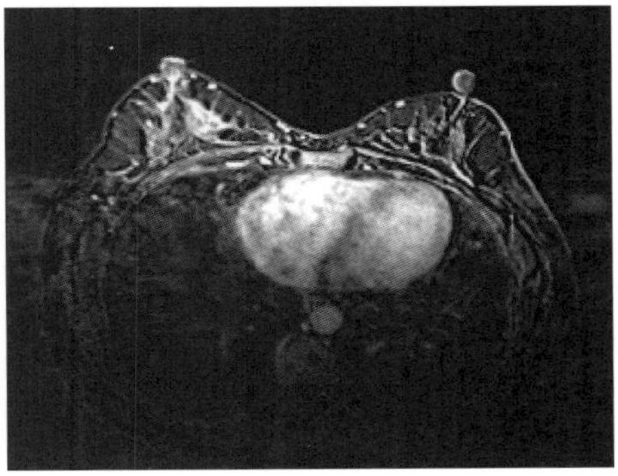

新辅助化疗前右侧乳腺广泛区域性强化，前缘累及乳头，范围为 6.5 cm×7.5 cm；化疗后，病变范围明显缩小

图 5－23　右侧乳腺癌

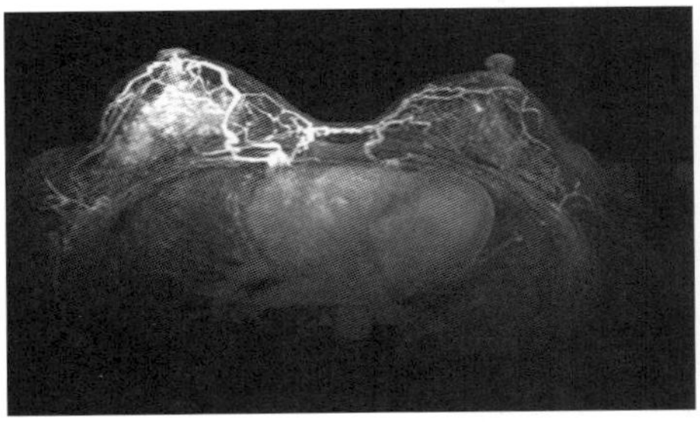

右侧乳腺肿块，范围超过 5 cm，累及皮下脂肪及后方胸壁

图 5－24

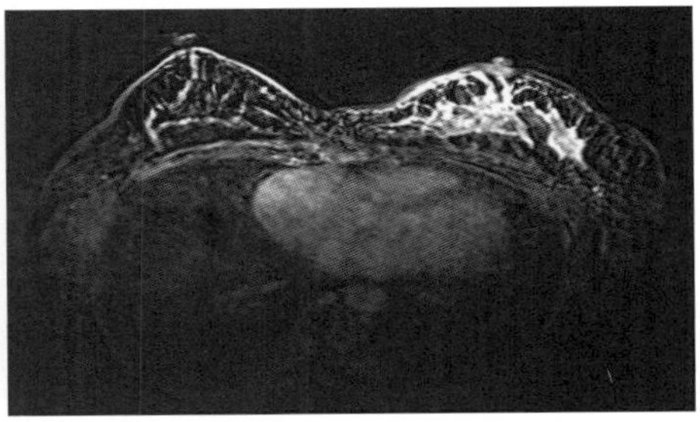

左侧乳腺癌，累及全乳腺，以及广泛皮下脂肪，皮肤增厚

图 5－25

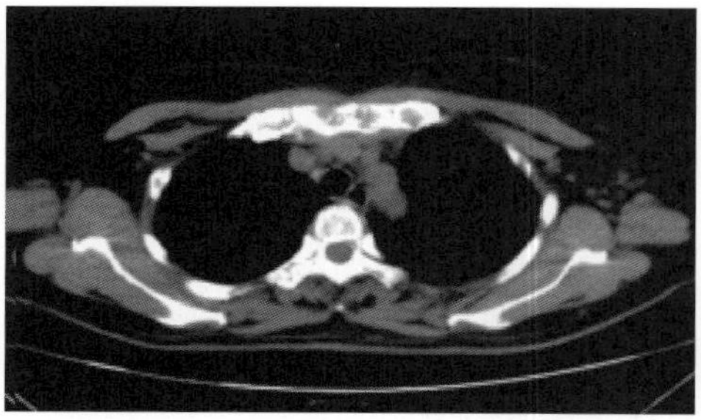
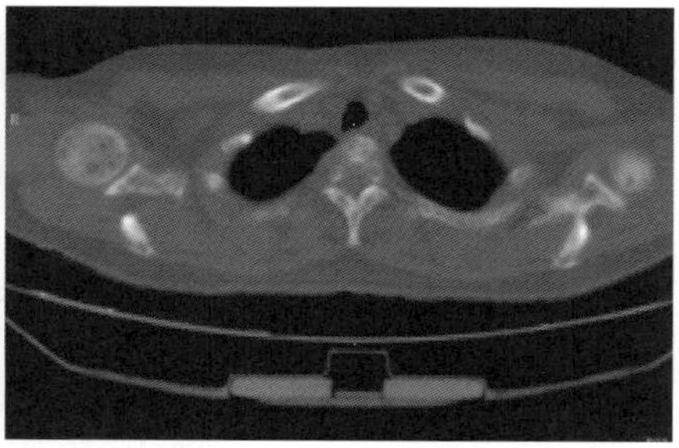

与图 5 – 25 为同一患者，图像显示纵隔淋巴结转移及广泛骨转移

图 5 – 26

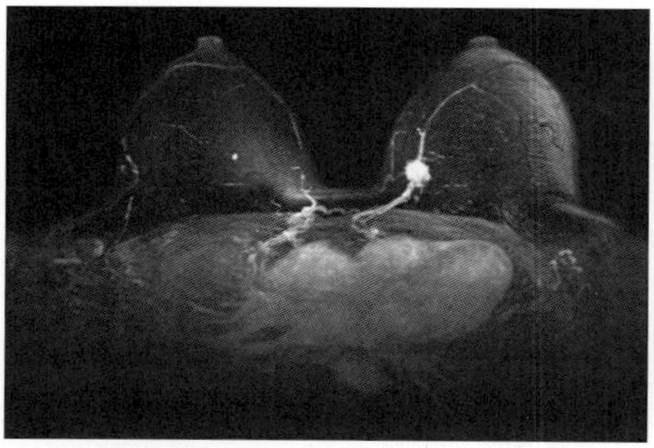

左侧乳腺癌，长毛刺深入胸壁

图 5 – 27

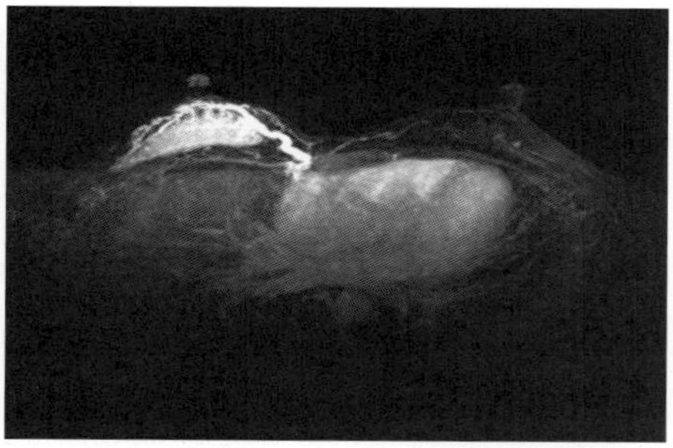

右侧乳腺癌，累及胸壁

图 5 – 28

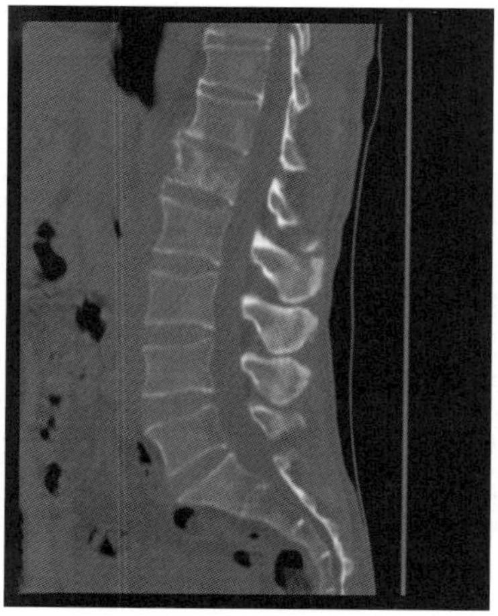

乳腺癌，广泛椎体转移

图 5 – 29

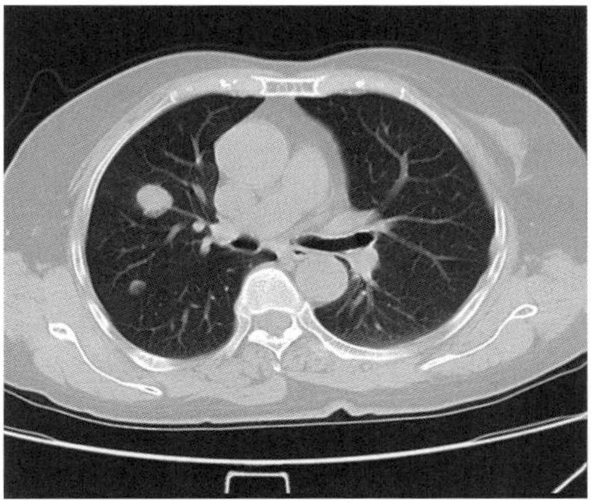

广泛椎体转移及肺内转移

图 5 – 30

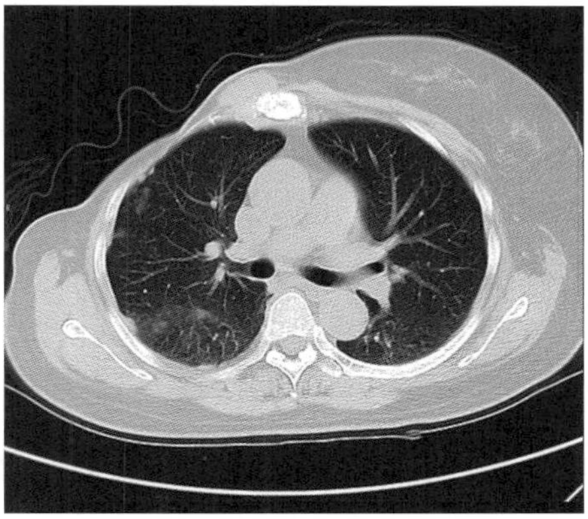

右侧乳腺癌术后，肺内及胸膜转移

图 5 – 31

附：

第六版 AJCC 乳腺癌 TNM 分期

T	原发肿瘤
Tx	原发肿瘤无法确定（例如已切除）
T0	原发肿瘤未查出
Tis	原位癌
Tis（DCIS）	导管原位癌
Tis（LCIS）	小叶原位癌
Tis（Paget）	不伴肿瘤的乳头派杰氏病 注：伴有肿块的派杰氏病根据肿块大小进行分期
T1	肿瘤最大直径≤2 cm
T1mic	微小浸润性癌，最大直径≤0.1 cm
T1a	肿瘤最大直径>0.1 cm，≤0.5 cm
T1b	肿瘤最大直径>0.5 cm，≤1.0 cm
T1c	肿瘤最大直径>1.0 cm，≤2.0 cm
T2	肿瘤最大直径>2.0 cm，≤5.0 cm
T3	肿瘤最大直径>5.0 cm
T4	不论肿瘤大小，直接侵犯胸壁或皮肤（胸壁包括肋骨、肋间肌、前锯肌，但不包括胸肌）
T4a	侵犯胸壁
T4b	患侧乳房皮肤水肿（包括橘皮样变），溃疡或卫星状结节
T4c	T4a和T4b并存
T4d	炎性乳腺癌
N	区域淋巴结
Nx	区域淋巴结无法分析（例如已清除）
N0	区域淋巴结无转移
N1	同侧腋淋巴结转移，可活动
N2	同侧转移性腋淋巴结相互融合，或与其他组织固定；或临床无证据显示腋淋巴结转移的情况下，存在临床明显的内乳淋巴结转移
N2a	同侧转移性腋淋巴结相互融合，或与其他组织固定

N2b	临床无证据显示腋淋巴结转移的情况下，存在临床明显的内乳淋巴结转移
N3	同侧锁骨下淋巴结转移；或有临床证据显示腋淋巴结转移的情况下，存在临床明显的内乳淋巴结转移；或同侧锁骨上淋巴结转移，伴或不伴腋淋巴结或内乳淋巴结转移
N3a	同侧锁骨下淋巴结转移及腋淋巴结转移
N3b	同侧内乳淋巴结及腋淋巴结转移
N3c	同侧锁骨上淋巴结转移
pN	区域淋巴结
pNx	区域淋巴结无法分析（手术未包括该部位或过去已切除）
pN0	组织学无区域淋巴结转移，未对孤立肿瘤细胞另行检查
pN0（i－）	组织学无区域淋巴结转移，免疫组化阴性
pN0（i＋）	组织学无区域淋巴结转移，免疫组化阳性，肿瘤灶≤0.2 mm
pN0（mol－）	组织学无区域淋巴结转移，分子检测（RT－PCR）阴性
pN0（mol＋）	组织学无区域淋巴结转移，分子检测（RT－PCR）阳性
pN1mi	存在微转移，最大径＞0.2 mm，≤2.0 mm
pN1	同侧1～3个腋淋巴结转移，或内乳前哨淋巴结镜下转移，而临床不明显
pN1a	同侧1～3个腋淋巴结转移
pN1b	内乳前哨淋巴结镜下转移，而临床不明显
pN1c	同侧1～3个腋淋巴结转移，同时内乳前哨淋巴结镜下转移，而临床不明显
pN2	4～9个腋淋巴结转移，或临床明显的内乳淋巴结转移而腋淋巴结无转移
pN2a	4～9个腋淋巴结转移，至少1个肿瘤灶＞2.0 mm
pN2b	临床明显的内乳淋巴结转移，而腋淋巴结无转移
pN3	10个或10个以上腋淋巴结转移，或锁骨下淋巴结转移，或腋淋巴结转移的情况下伴临床明显的同侧内乳淋巴结转移；或3个以上腋淋巴结转移伴有临床阴性的镜下内乳淋巴结转移；或同侧锁骨上淋巴结转移
pN3a	10个或10个以上腋淋巴结转移（至少一个肿瘤灶＞2.0 mm），或锁骨下淋巴结转移
pN3b	3个以上腋淋巴结转移伴有临床阴性而前哨淋巴结活检镜

	下内乳淋巴结转移
pN3c	同侧锁骨上淋巴结转移
M	远处转移
Mx	有无远处转移无法评估
M0	无远处转移
M1	有远处转移

说明：

临床明显：指通过临床体检或影像学检查（除外淋巴核素显像）发现；

pN 分类依据腋淋巴结清扫结果，此前可有、可无前哨淋巴结活检，如果只进行前哨淋巴结活检而其后未行腋淋巴结清扫，以（sn）表示前哨淋巴结，如 pN0（i+）（sn）；

孤立肿瘤细胞指单个细胞或小于 0.2 mm 的小细胞团，通常由免疫组化或分子技术发现，并经常规组织学鉴定，孤立肿瘤细胞不一定显示转移活性，如增殖或间质反应。

临床不明显：指临床体检或影像学检查（除外淋巴核素显像）不能发现的情况。

临床分期

0 期	Tis	N0	M0
Ⅰ期	T1	N0	M0
ⅡA 期	T0	N1	M0
	T1	N1	M0
	T2	N0	M0
ⅡB 期	T2	N1	M0
	T3	N0	M0
ⅢA 期	T0	N2	M0
	T1	N2	M0
	T2	N2	M0
	T3	N1～2	M0
ⅢB 期	T4	N0	M0
	T4	N1	M0
	T4	N2	M0
ⅢC 期	任何 T	N3	M0
Ⅳ期	任何 T	任何 N	M1

参考文献

[1] Baltzer P. A. T. , Renz D. M. , Herrmann K. H. , et al. , Diffusion – weighted imaging (DWI) in MR mammography (MRM): clinical comparison of echo planar imaging (EPI) and half – Fourier single – shot turbo spin echo (HASTE) diffusion techniques, *European Radiology*, 2009, Vol. 19, No. 7.

[2] Corot C. , Robert P. , Lancelot E. , et al. , Tumor imaging using P866, a high – relaxivity gadolinium chelate designed for folate receptor targeting, *Magnetic Resonance in Medicine*, 2008, Vol. 60, No. 6.

[3] Gillies Robert J. , Raghunand Natarajan, Karczmar Gregory S. , et al. , MRI of the tumor microenvironment, *Journal of Magnetic Resonance Imaging*, 2002, Vol. 16, No. 4.

[4] Hatakenaka Masamitsu, Soeda Hiroyasu, Yabuuchi Hidetake, et al. , Apparent diffusion coefficients of breast tumors: clinical application, *Magnetic Resonance in Medical Sciences*, 2008, Vol. 7.

[5] Hyunki Kim, Morgan Desiree E. , Zeng Huadong, et al. , Breast tumor xenografts: diffusion – weighted MR imaging to assess early therapy with novel apoptosis – inducing anti – DR5 antibody, *Radiology*, 2008, Vol. 248, No. 3.

[6] Jame Abraham, Marc W. Haut, Maria T. Moran, et al. , Adjuvant chemotherapy for breast cancer: effects on cerebral white matter seen in diffusion tensor imaging, *Clinical Breast Cancer*, 2008, Vol. 8, No. 1.

[7] Kannie Wai – Yan Chan, Small molecular gadolinium (III) complexes as MRI contrast agents for diagnostic imaging, *Coordination Chemistry Reviews*, 2007, Vol. 251, No. 17 –20.

[8] Pierluigi Rinaldi, Michela Giuliani, Paolo Belli, et al. , DWI in breast MRI: Role of ADC value to determine diagnosis between recurrent tumor and surgical scar in operated patients, *European Journal of Radiology*, 2010, Vol. 75, No. 2.

[9] Savannah C. Partridge, Ali Ziadloo, Revathi Murthy, et al. , Diffusion tensor MRI: preliminary anisotropy measures and mapping of breast tumors, *Journal of Magnetic Resonance Imaging*, 2010, Vol. 31, No. 2.

[10] Savannah C. Partridge, Revathi S. Murthy, Ali Ziadloo, et al. , Diffusion tensor magnetic resonance imaging of the normal breast, *Magn Reson Imaging*, 2010, No. 2.

[11] Seely J. M. , Nguyen E. T. , Jaffey J. , Breast MRI in the evaluation of

locally recurrent or new breast cancer in the postoperative patient: correlation of morphology and enhancement features with the BI – RADS category, *Acta Radiologica*, 2007, Vol. 48, No. 8.

[12] Stephen Renu M., Pagel Mark D., Brown Kathy, et al., Monitoring the development of xenograft triple – negative breast cancer models using diffusion – weighted magnetic resonance imaging, *Experimental Biology and Medicine*, 2012, Vol. 237, No. 11.

[13] Wang Xizhen, Wang Bin, Gao Zhiqin, et al., Diffusion – weighted imaging of prostate cancer: correlation between apparent diffusion coefficient values and tumor proliferation, *Journal of Magnetic Resonance Imaging*, 2009, Vol. 29, No. 6.

[14] Warram J. M., Sorace A. G., Saini R., et al., A triple – targeted ultrasound contrast agent provides improved localization to tumor vasculature, *J Ultrasound Med*, 2011, Vol. 30, No. 7.

[15] Zhou Zhuxian, Lu Zhengrong, Gadolinium – based contrast agents for magnetic resonance cancer imaging, *Wiley Interdisciplinary Reviews: Nanomedicine and Nanobiotechnology*, 2013, Vol. 5, No. 2.

[16] Zhou Zhuxian, Wu Xueming, Adam Kresak, et al., Peptide targeted tripod macrocyclic Gd (III) chelates for cancer molecular MRI, *Biomaterials*, 2013, Vol. 34, No. 31.

附录一　乳腺 X 线片报告规范

郭庆禄

乳腺影像报告和数据系统（Breast Imaging Reporting and Date System BI－RADS）是美国放射学会 1992 年制定的，目的是规范乳腺影像描述，规范乳腺 X 线片报告，便于结果的监控。至 2003 年已是第四版。

一、乳腺影像术语

（一）肿块

肿块是指在两个不同投照位置均可见的占位性病变。仅在一个投照位置上见到的可疑肿块影，称为“不对称致密影”。在乳腺 X 线片报告中应对肿块进行形状、边缘和密度的描述。

1. 形态

（1）圆形：肿块呈圆形或球形。

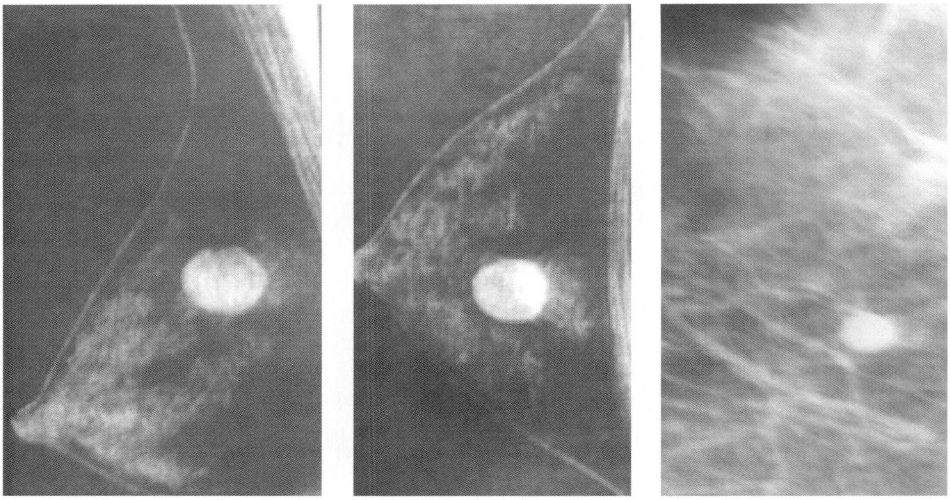

圆形肿块（高密度、边界清楚）

图1

（2）卵圆形（椭圆形）：肿块呈椭圆形或蛋形。

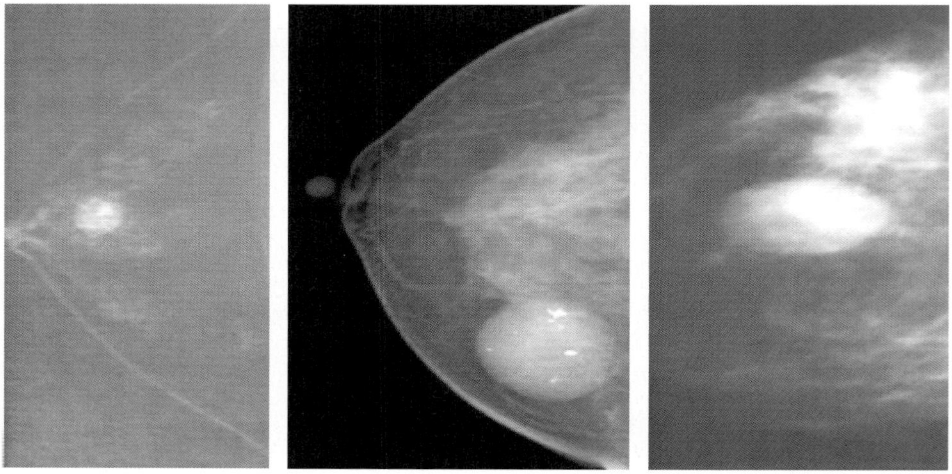

卵圆形（椭圆形）肿块（高/等密度、边界清楚）

图2

（3）分叶状：肿块呈波浪状轮廓。

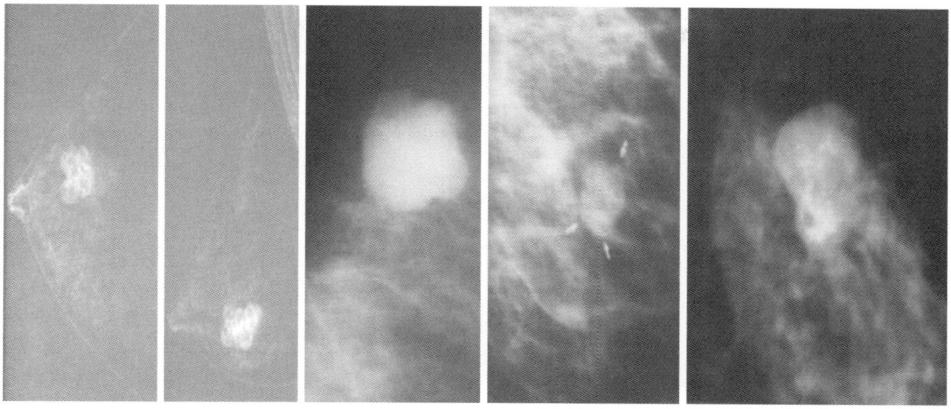

分叶状肿块（高/等密度、边界清楚）

图 3

（4）不规则形：病灶的形态无法用上述任何一种形态描述。

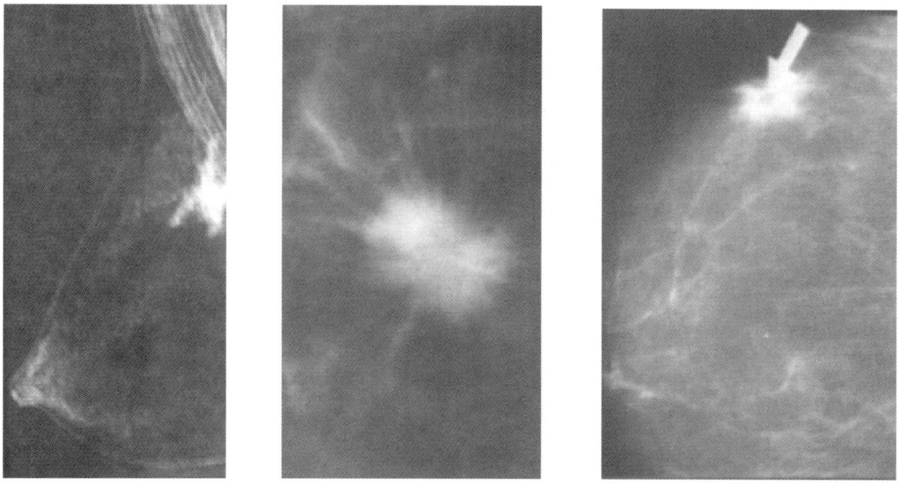

腺体深部不规则形肿块与胸肌分界不清

伴有毛刺的不规则形肿块

伴有毛刺的不规则形肿块（中心有脂肪，多次外伤史）

图 4

2. 边缘

（1）边缘清楚：边界清楚或边界锐利。至少 75% 的边界清楚，其余部分可能因组织重叠而不清，与周围组织之间分界清楚。有浸润、边缘模糊或有毛刺的肿块，不能归于此类。

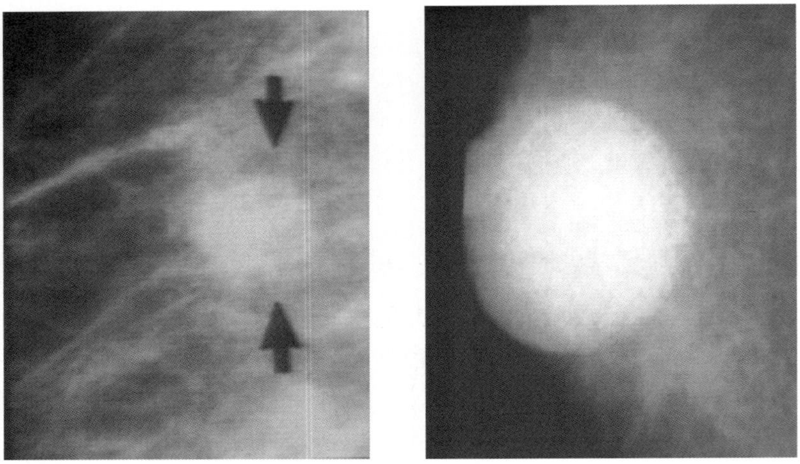

边界清楚、等密度　　　　边界清楚、高密度

图 5

（2）微小分叶状：边缘呈短圆周形，造成小波浪状。

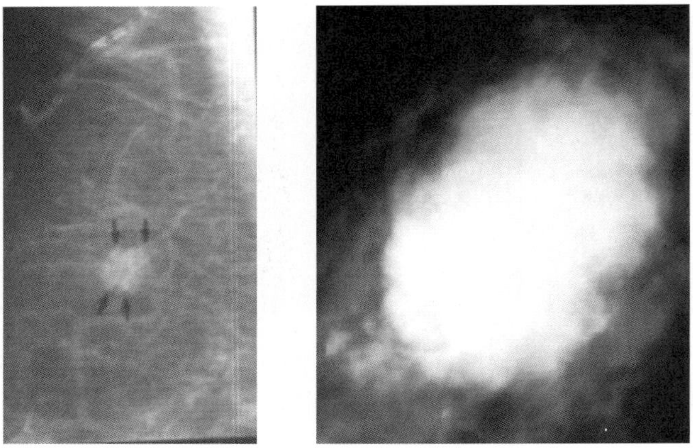

圆形、等密度　　　　高密度

图 6

（3）不清：边缘被重叠的或临近的正常组织遮盖。阅片医师认定肿块的边缘是锐利的，只是被遮盖了而已。

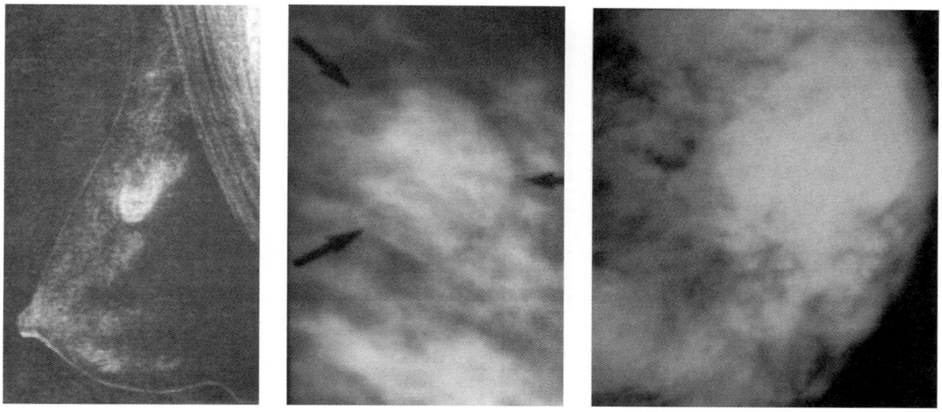

部分边界清楚，部分不清

图 7

（4）边缘模糊：病灶的边界不能明确界定或认为某部分边缘有浸润。此表现须将重叠的正常乳腺组织的可能性排除在外。

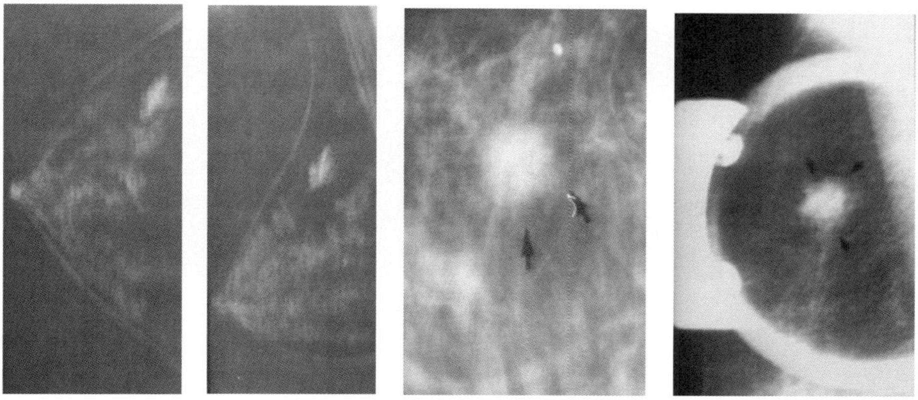

CC 位　　MLO 位

圆形肿块、高密度、边缘模糊

不规则形肿块、高密度、边缘模糊

放大不规则形肿块，局部显示周边毛刺

图 8

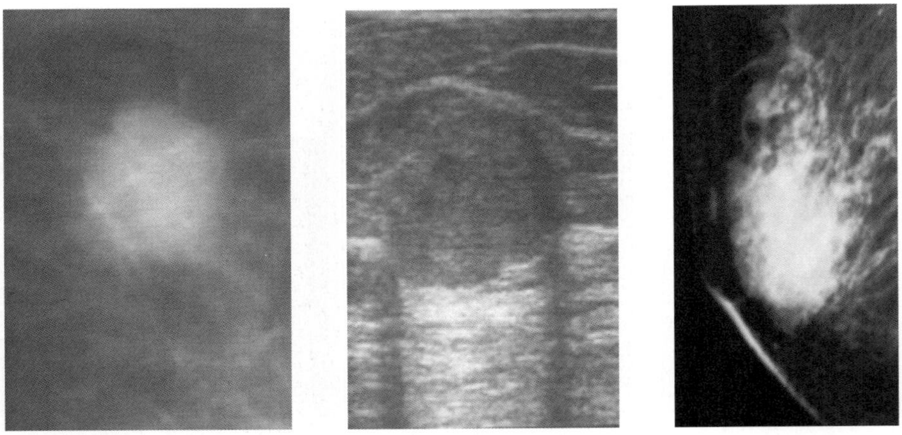

分叶状肿块、高密度、边缘模糊，应通过 B 超进一步评估

超声：等回声边缘模糊的肿块，伴后方强回声，这是胶样（粘液）癌所致

不规则形肿块、高密度、边缘模糊

图 9

（5）毛刺状边缘：从肿块边缘辐射出线样阴影。

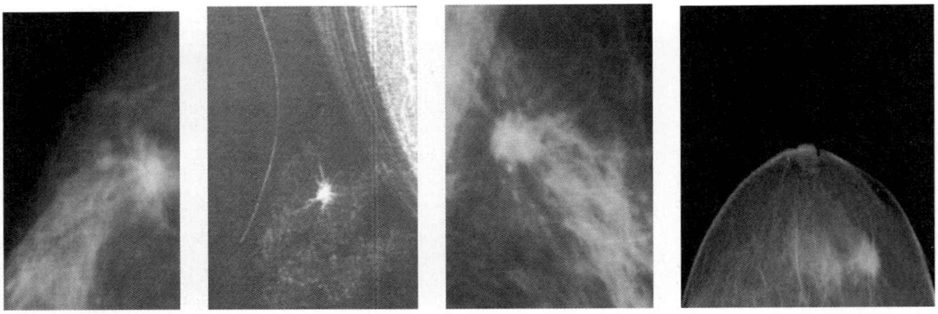

毛刺状边缘

图 10

3. 密度

确定病灶的 X 线衰减值，需与相等容积的纤维腺体组织相比较。大多数乳腺癌形成可见的肿块，其密度较相等容积的纤维腺体组织高或相等，密度较其低者罕见。乳腺癌不会含脂肪（虽然可能嵌入脂肪）。

（1）高密度。

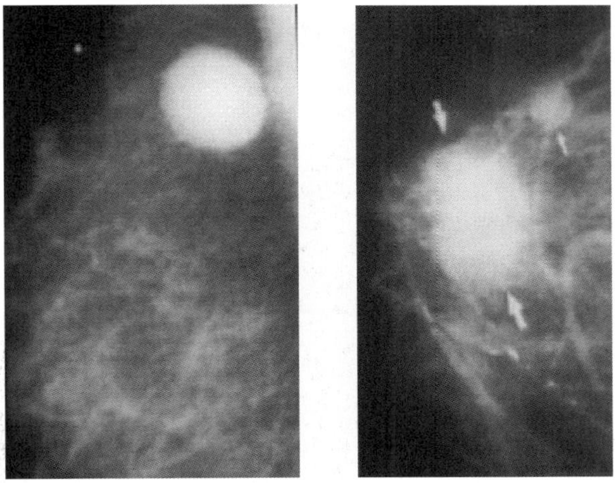

高密度

图11

（2）相等密度（等密度）。

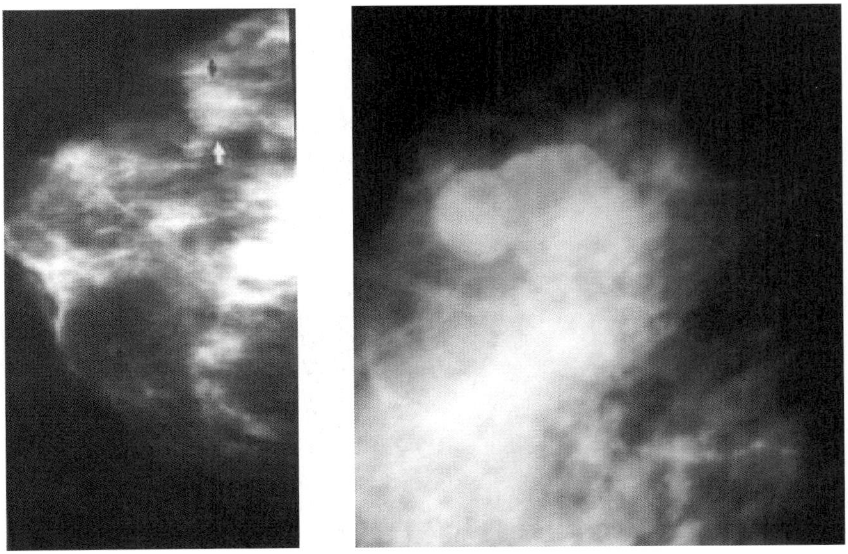

等密度

图12

（3）低密度，但不含脂肪。

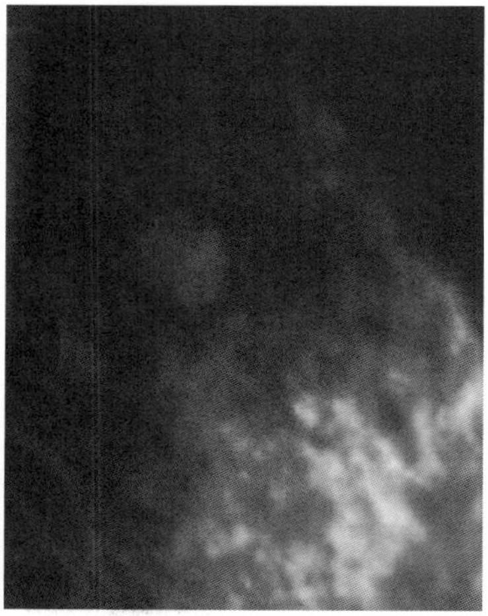

低密度

图 13

（4）含脂肪的 X 线透亮。

其包括所有含脂肪的病灶：油脂性囊肿、脂肪瘤、积乳囊肿、错构瘤等。其特异性低于敏感性，多强调其 X 线上的良性本质，含脂肪的肿块代表良性肿块。

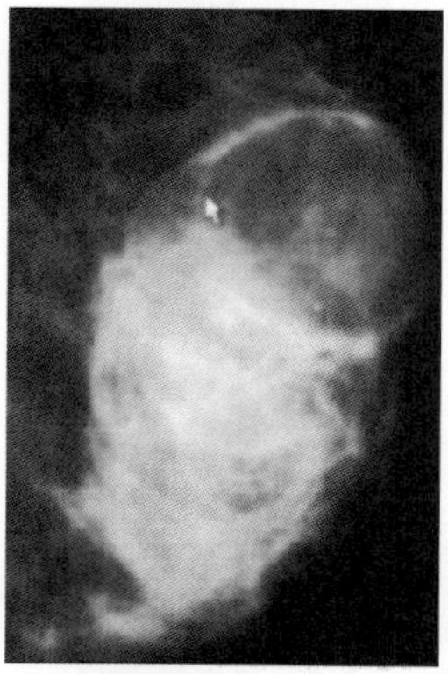

错构瘤

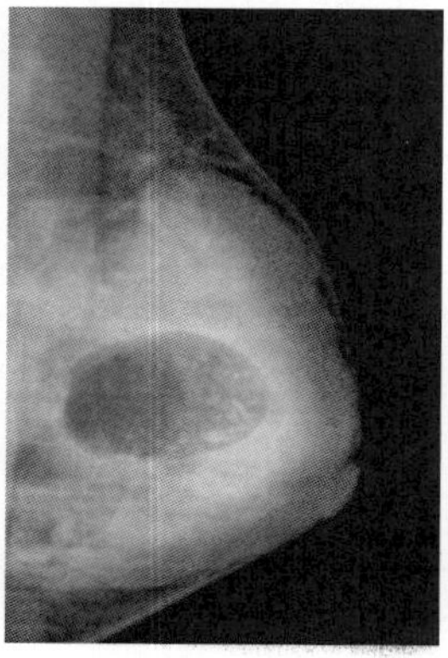

积乳囊肿

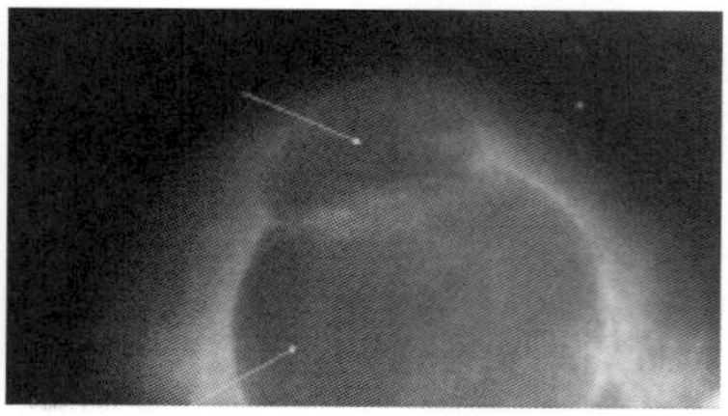

脂肪瘤

图 14

（二）钙化

良性钙化常比恶性钙化大，呈较粗糙的钙化或边缘清晰的圆形钙化。恶性钙化常较小，需要放大镜来帮助显示。良性钙化可不描述，但当这些钙化可能会引起其他医生的误解时，则需要对这些良性钙化进行描述。在乳腺 X 线片报告中应主要对钙化的形态和分布进行描述。

1. 典型良性钙化

（1）皮肤钙化：典型者中心呈透亮改变，不典型者可借助切线位投照予以鉴别。

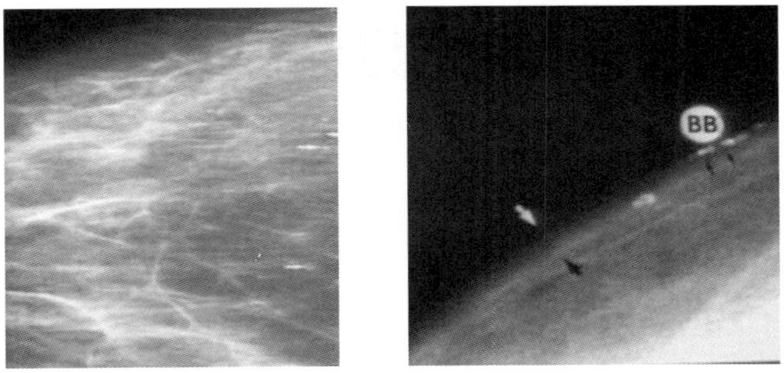

皮肤钙化

图 15

（2）血管钙化：呈管状或轨道状。

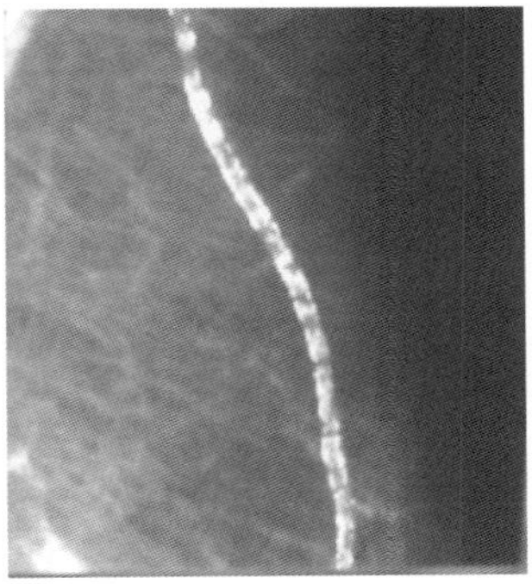

血管钙化

图 16

（3）粗糙或爆米花样钙化：为纤维腺瘤的特征性表现。

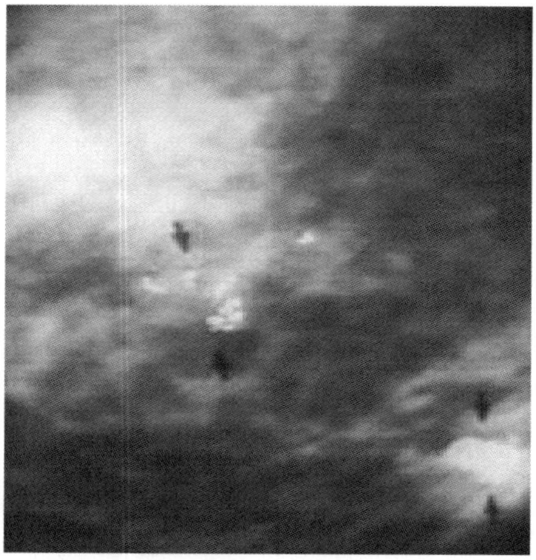

粗糙或爆米花样钙化（由退化纤维腺瘤造成的大颗粒钙化，直径大于 2 mm）

图 17

（4）粗棒状钙化：连续棒状钙化，偶呈分支状，通常大于 1 mm，可能呈中央透亮改变。常见于浆细胞性乳腺炎和导管扩张症。

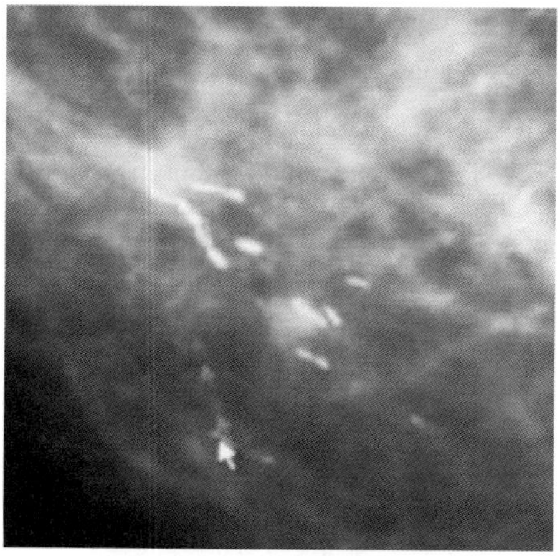

粗棒状钙化（导管扩张症）

图 18

（5）圆形钙化：如果是多发，可能大小不一。小于 1 mm 者，常位于小叶腺泡中。小于 0.5 mm 的，可称为点状钙化。

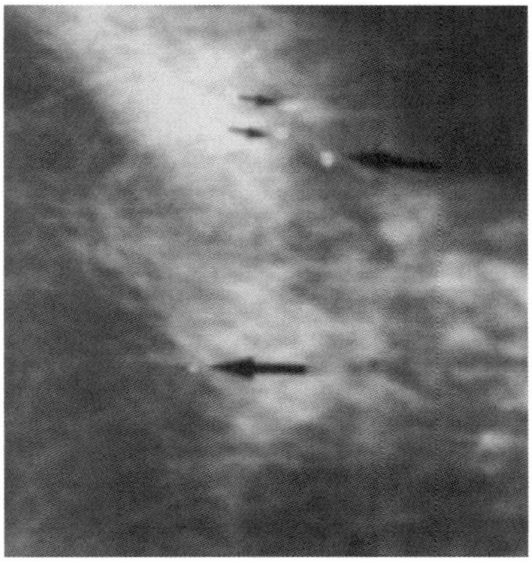

圆形钙化

图 19

（6）环形或蛋壳样钙化：环壁很薄，常小于 1 mm，为球形物表面沉积的钙化。常见于脂肪坏死或囊肿。

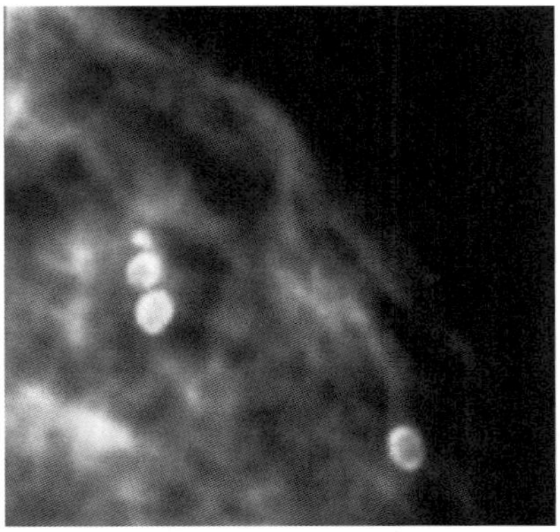

环形或蛋壳样钙化

图 20

（7）中空钙化：大小可从 1 mm 到 1 cm，甚至更大。边缘光滑，呈圆形或卵形，中央为低密度。壁的厚度大于环形或蛋壳样钙化。常见于脂肪坏死、导管内钙化的残骸，偶可见于纤维腺瘤。

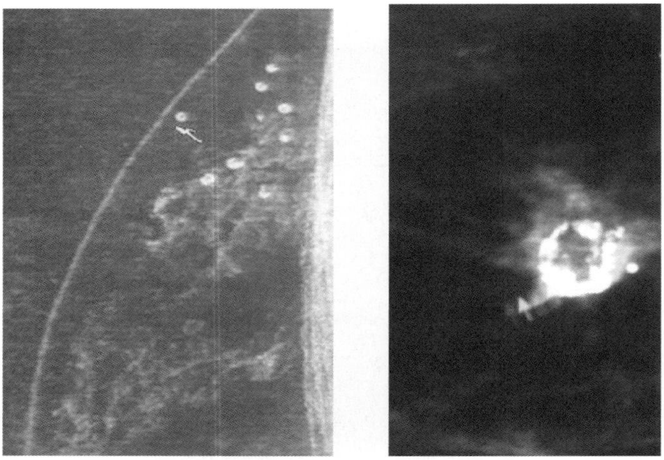

中心透亮或环形钙化

图 21

（8）牛奶样钙化：囊肿内钙化。在头尾位（CC 位）表现不明显，为绒毛状或不定形状。在 90 度侧位（ML 位）上边界清晰，根据囊肿形态的不同而表现为半月形、新月形、曲线形或线形。

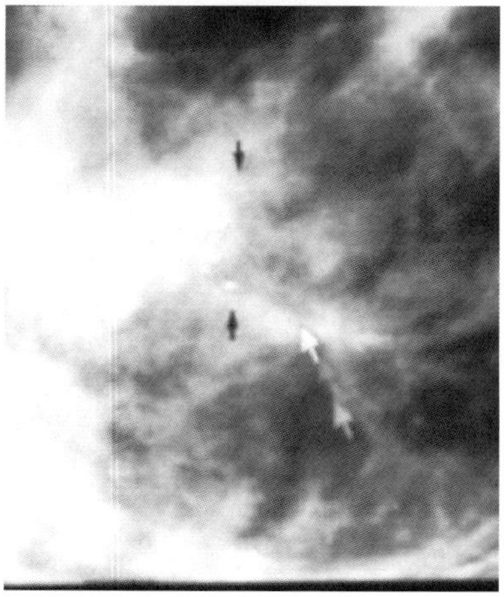

牛奶样钙化

图 22

（9）缝线样钙化：钙质沉积是缝线材料所致，尤其在放疗后常见。典型者为线形或管形，绳结样改变常可见到。

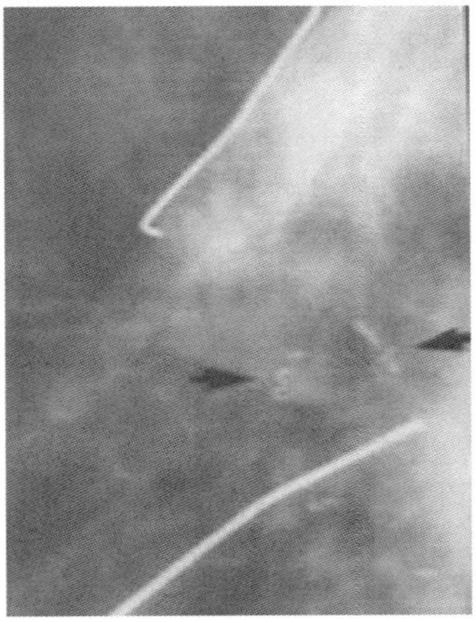

缝线样钙化

图 23

（10）营养不良性钙化：常见于放疗后或受外伤后的乳腺上。钙化形态不规则，多大于 0.5 mm，呈中空状改变。

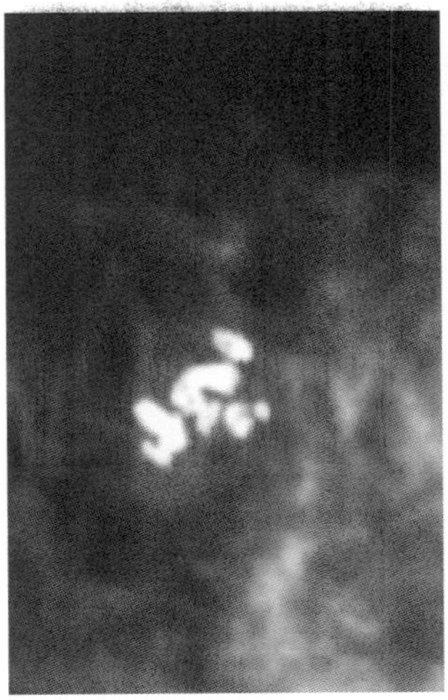

营养不良性钙化

图 24

2. 不能定性的钙化（中间型钙化）

（1）不定型或模糊钙化：常为圆形或薄片形，非常小且模糊，在形态学上不能确定其性质。一般而言，弥漫分布的可能是良性，簇状、区域性、线样或段样分布的可能需要活检。

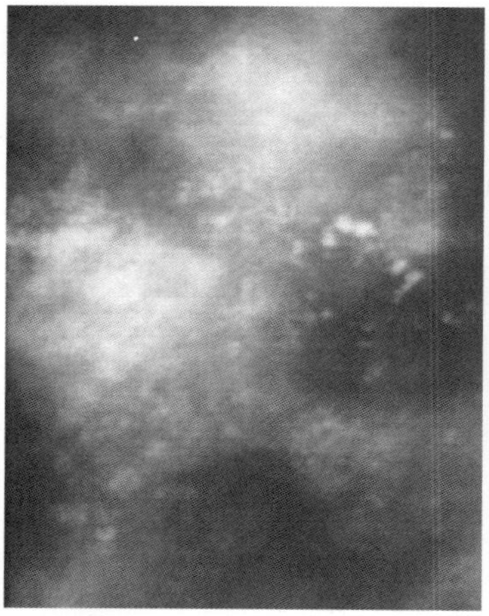

区域性分布钙化

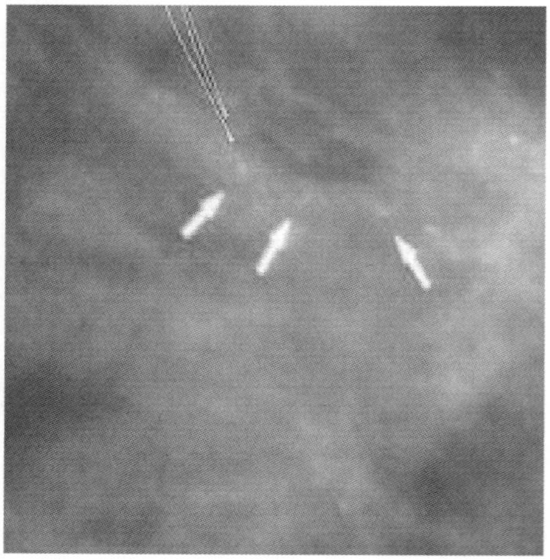

线样分布钙化（导管原位癌）

图 25

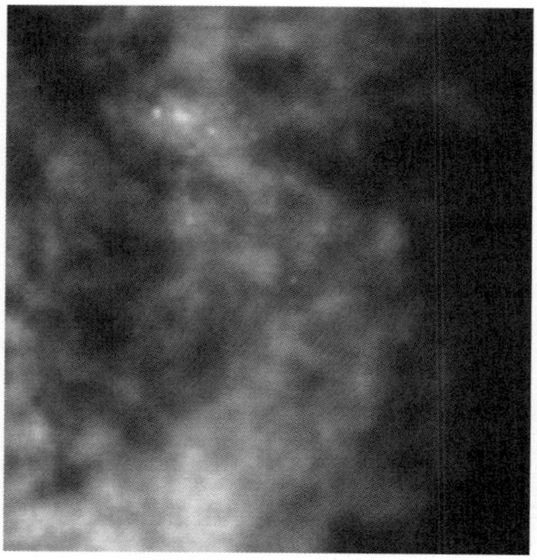

簇状分布钙化

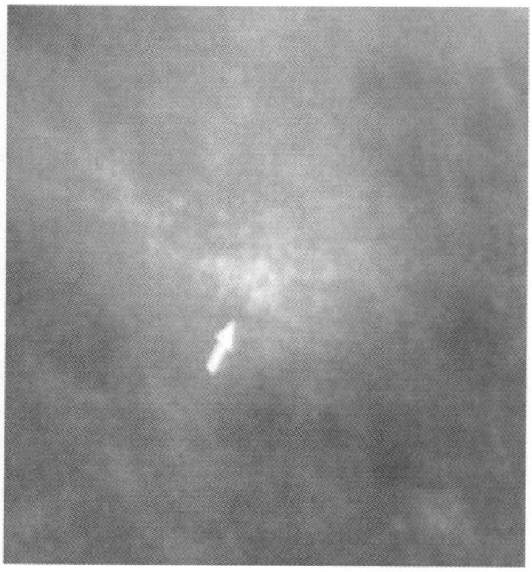

段样分布钙化（导管原位癌）

图 26

（2）粗糙不均质的钙化。

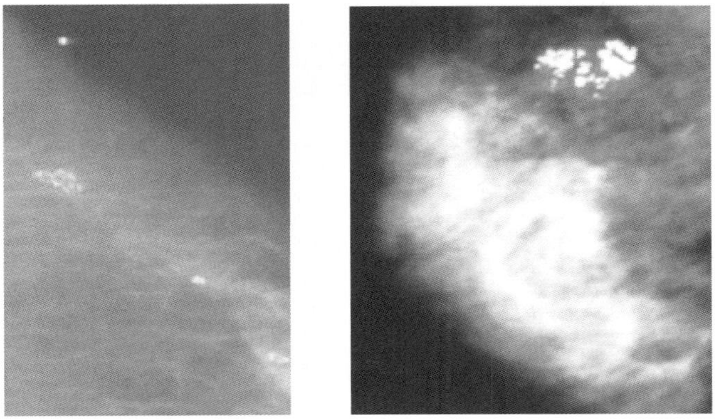

图 27

3. 高度恶性可能的钙化

（1）细小的多形性钙化（颗粒点状钙化）：较不定型钙化更可疑。其大小、形态不一，直径常小于 0. 5 mm。

（2）线样或线样分支状钙化（铸形钙化）：细而不规则的线样钙化，常不连续，直径小于 0. 5 mm。这些征象提示钙化是在被乳腺癌侵犯的导管腔内形成的。

（3）叉样和勾样钙化：尤其是密度暗淡的潜钙化，钙化数目在 3 粒以上，恶性的可能性较大。

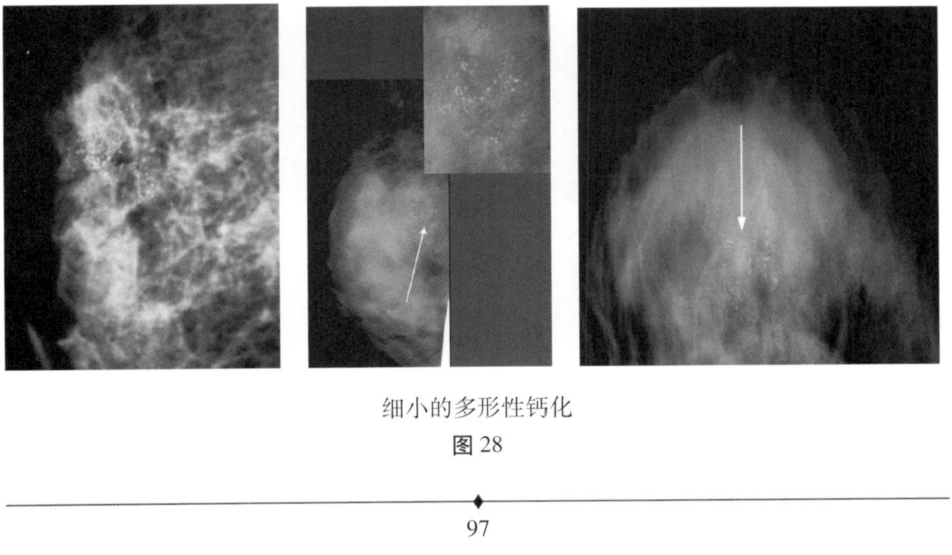

细小的多形性钙化

图 28

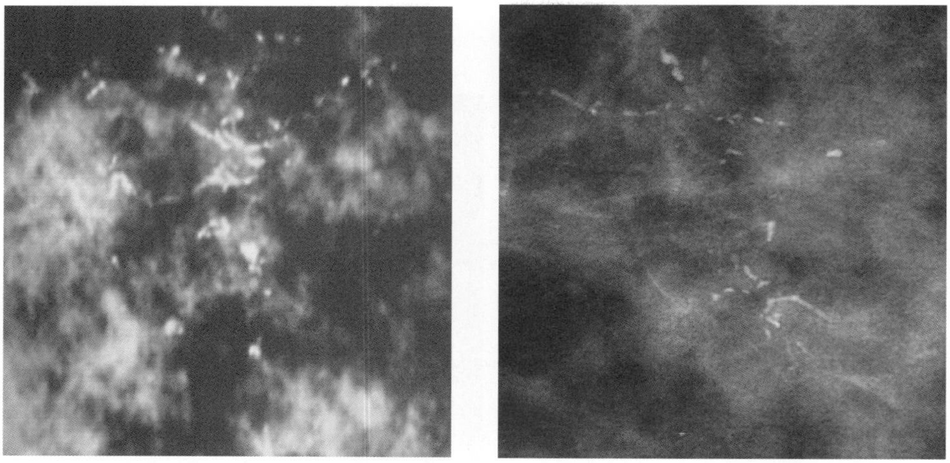

线样或线样分支状钙化

图 29

4. 分布方式

（1）簇状：指小于 2 cm^2 范围内的群集钙化。以前认为这是一种恶性分布形态，如今认为这是一种中性分布形态，良性、恶性均可。

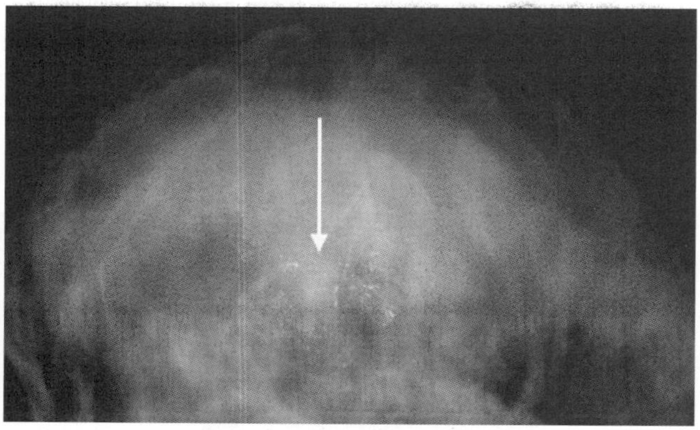

簇状分布

图 30

（2）线样：排列成线形，可见分支点。

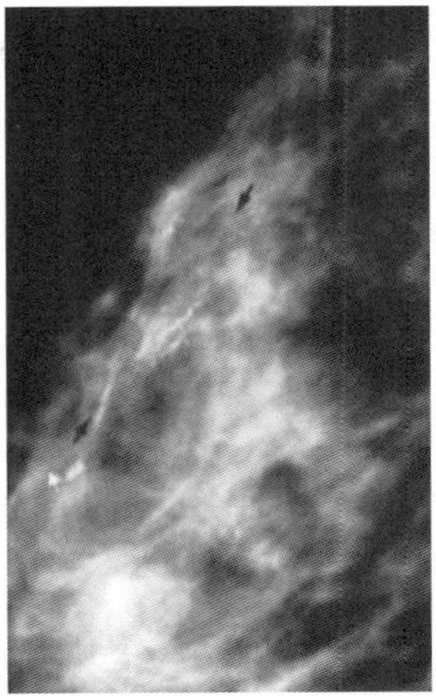

线样分布

图 31

（3）段样：常提示病变来源于一个导管及其分支，也可能是发生在一叶或一个段叶上的多灶性癌。尽管良性分泌病变也会有段样钙化，但如果钙化的形态不是特征性良性时，首先应考虑其为恶性钙化分布方式。

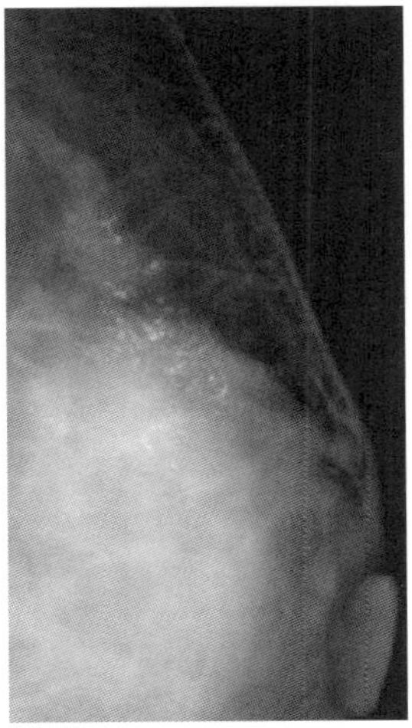

段样分布

图 32

（4）区域性：较大范围内的钙化，不能用“段样”及“簇状”来描述。

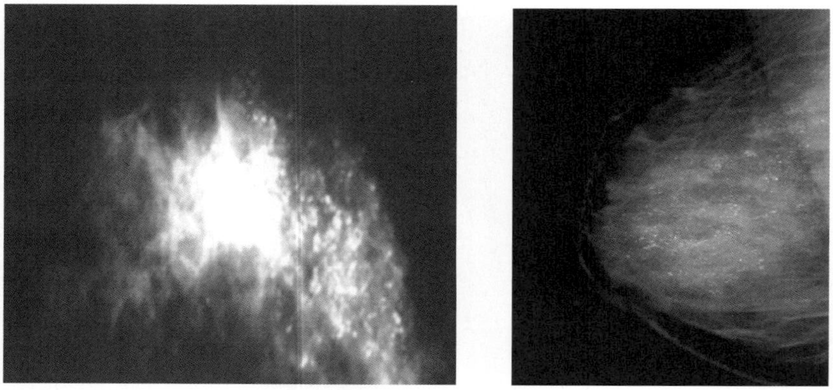

区域性分布

图 33

（5）弥漫或散在：随意分布在整个乳腺内。

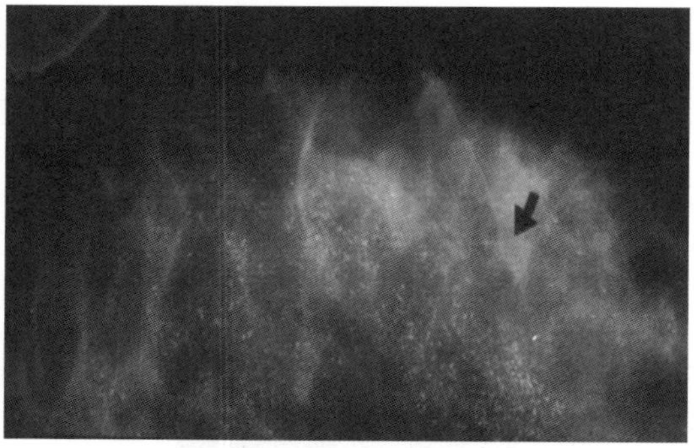

弥漫分布

图 34

（三）结构扭曲

（1）无确定的肿块可见。
（2）从一点发出的放射状影。
（3）局灶性收缩或实质的边缘扭曲。

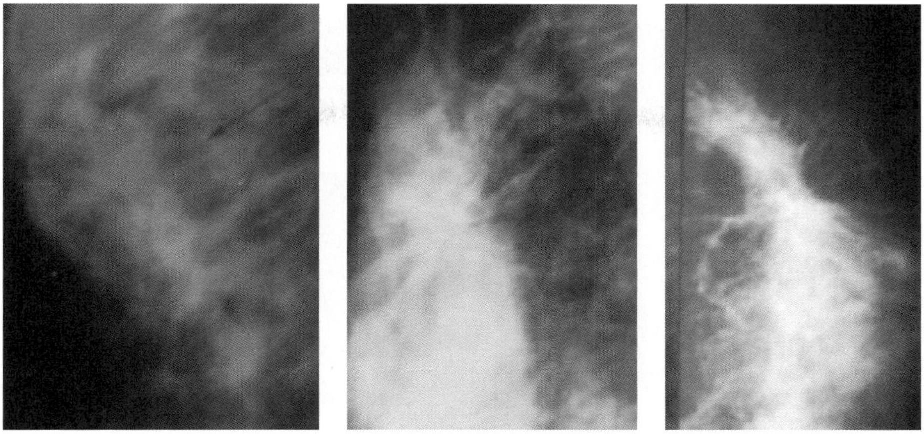

手术后瘢痕　　硬化性腺病　　浸润性导管癌

图 35

（四）特殊征象

1. 管状致密或单个扩张的导管

管状或分支样结构可能是导管扩张或增粗的表现，如果不同时伴有其他可疑的临床或影像征象，则意义不大。

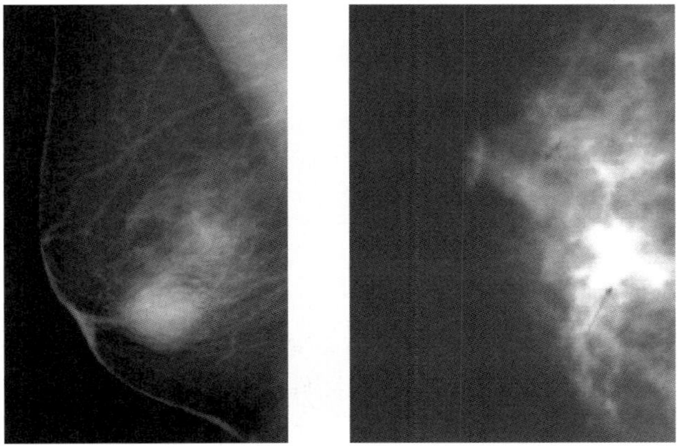

图 36

2. 乳腺内淋巴结

乳腺内淋巴结的典型表现为肾形，可见淋巴结门脂肪所致的透亮切迹，常小于1 cm。当淋巴结较大，但其大部分为脂肪所替代时，仍为良性改变。

对于乳腺外上部的特征性改变可以作出正确诊断，但乳腺内淋巴结偶尔也会出现在其他区域。

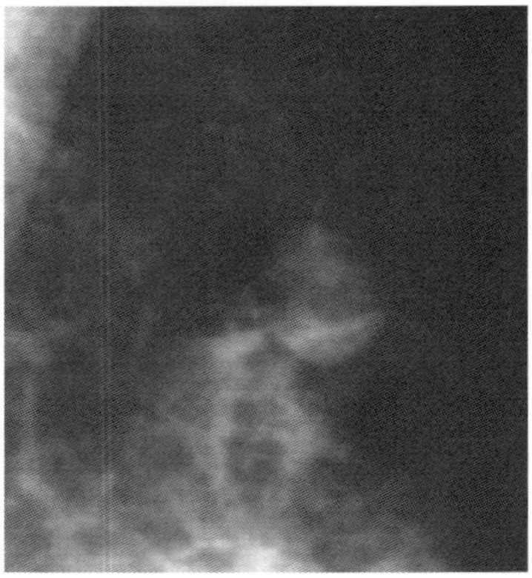

图37

3. 非对称性乳腺组织

非对称性乳腺组织需与对侧乳腺组织比较方能作出判断。其包括一个较大的乳腺组织，密度较正常乳腺组织的高或可见较明显的导管，无局灶性肿块形成，无中心致密影，无结构扭曲，不伴随钙化。非对称性乳腺组织常代表正常变异，但当与临床触及的不对称相吻合时，则可能有意义。

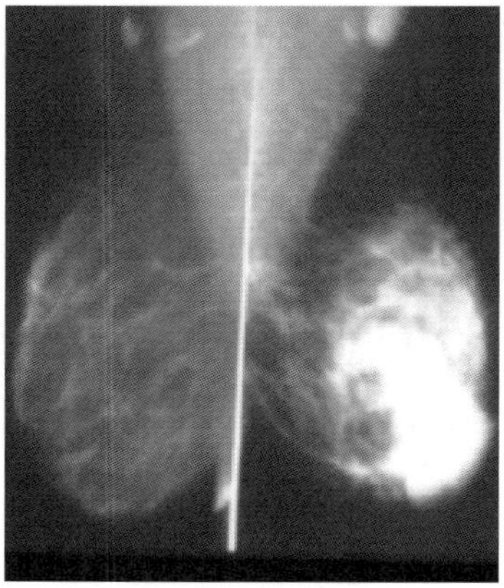

团状不对称

图38

4．局灶性非对称性致密

局灶性非对称性致密是不能用其他形状准确描述的致密改变。两个投照位置均可见，但缺少真性肿块特有的边缘改变。它代表的可能是一个正常的乳腺岛。但由于其缺乏特征性的良性征象，往往需要对其作进一步检查，由此可能会显示一个真性肿块或明显的结构扭曲改变。

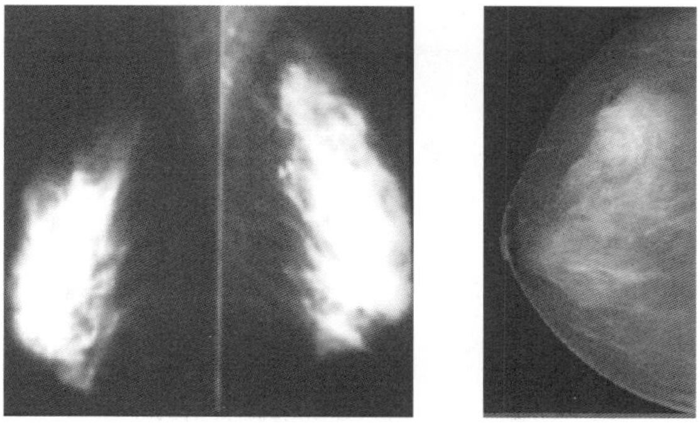

局灶性不对称

图 39

（五）合并征象

常与肿块或钙化征象合并，或为不伴有其他异常征象的单独改变。

（1）乳头内陷：乳头向内收缩或内陷。

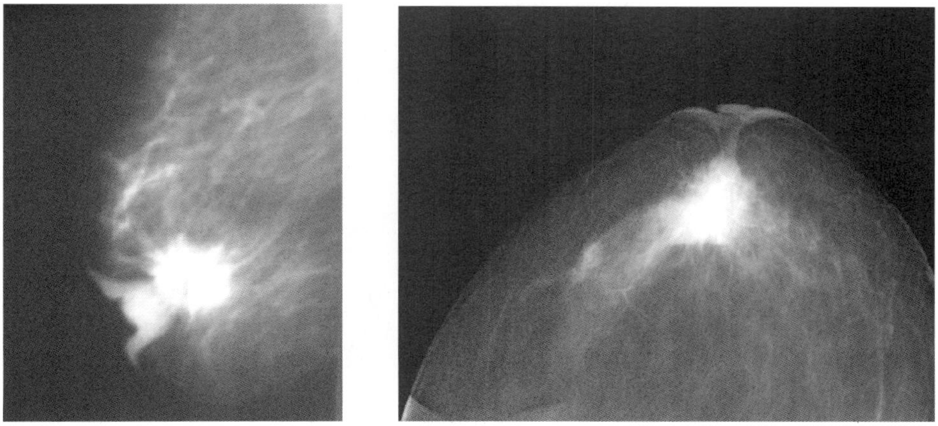

图 40

（2）皮肤凹陷：皮肤被拉到非正常位置。

（3）皮肤增厚：局限性或弥漫性。

（4）皮肤病变：如果两个投照位置都显示在乳腺组织中，则可能会被误诊为乳腺内病变。

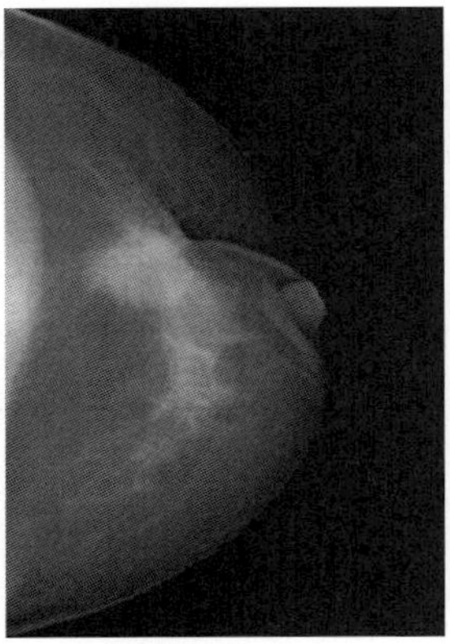

浸润性导管癌

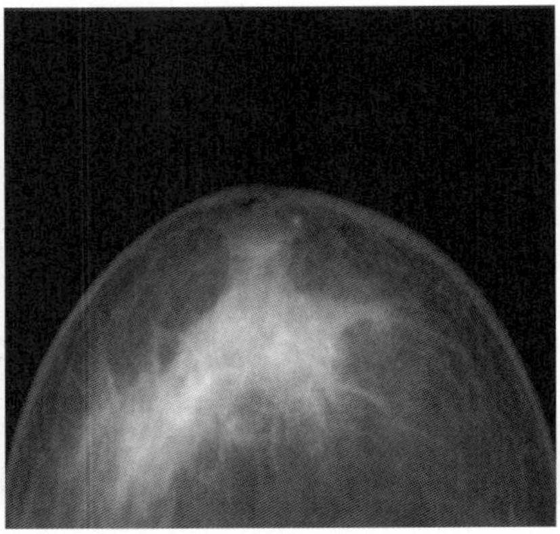

炎性乳腺癌

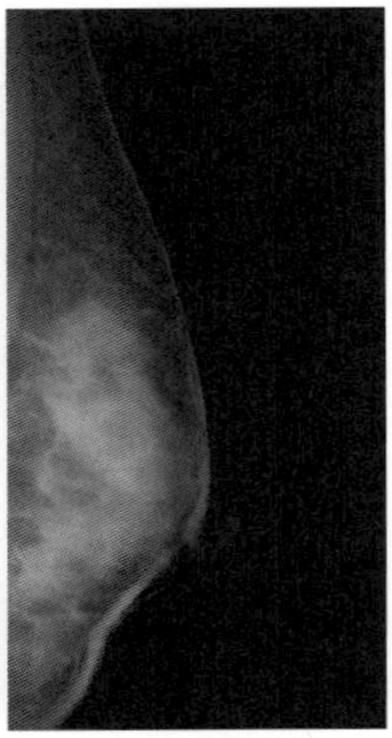

保乳术后

图 41

（5）腋淋巴结肿大：对肿大的无脂肪替代的淋巴结进行描述，但 X 线片对肿大的淋巴结的评价是不可靠的。

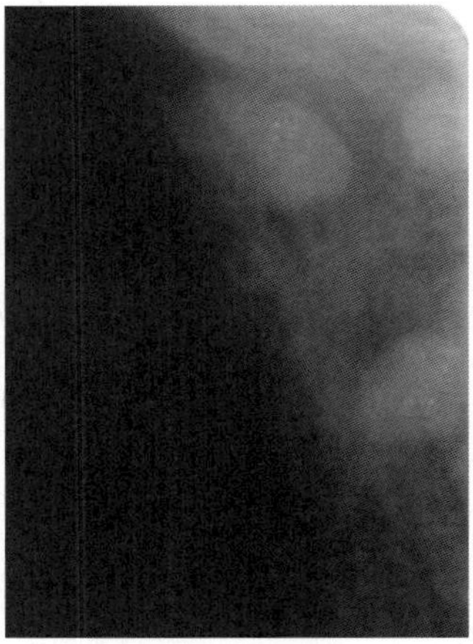

腋下淋巴结

图 42

（6）结构扭曲：可以是一个单独征象，也可以作为一个合并征象。

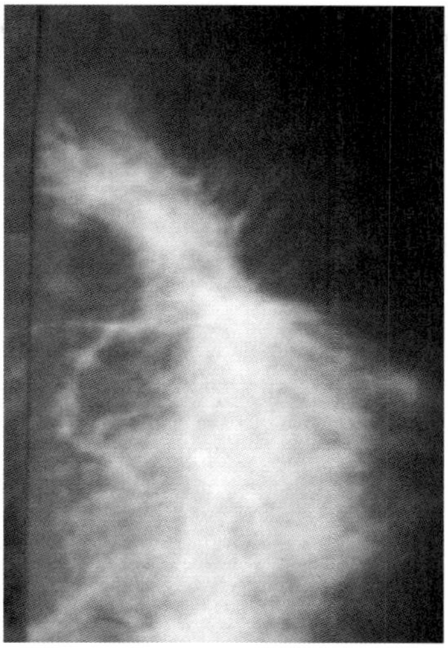

图 43

（7）钙化：可以是一个单独征象，也可以作为一个合并征象。

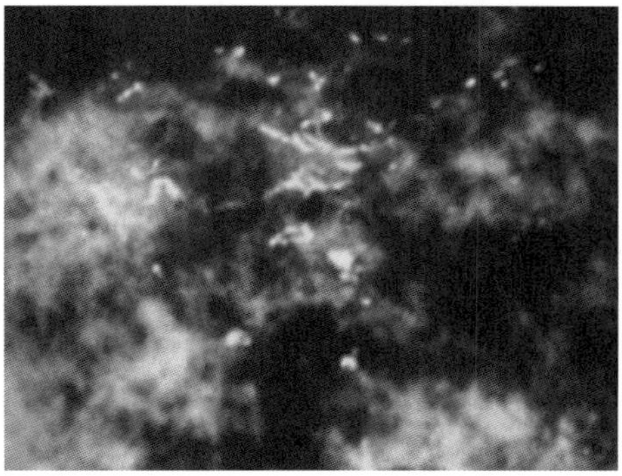

图 44

（六）病灶的定位

一个明确的病灶必须是三维立体存在于乳腺内的，这需要病灶在两个投照位上均被看到而且得到证实，尤其是在两个相互垂直的投照位显示时则更精确。

（1）哪一侧：左侧或右侧。

（2）部位：共七个区域。患者面对检查者，根据钟面或象限定位，或者两者结合定位。象限定位包括外上象限、外下象限、内上象限、内下象限四个区域。另外，还有三个区域不要求钟面定位，即乳晕下区、中央区和尾叶区。

（3）深度：前 1/3、中 1/3、后 1/3。乳晕下区、中央区和尾叶区不要求深度定位。

二、报告系统

（一）乳腺分型

1. 脂肪型（<25%）

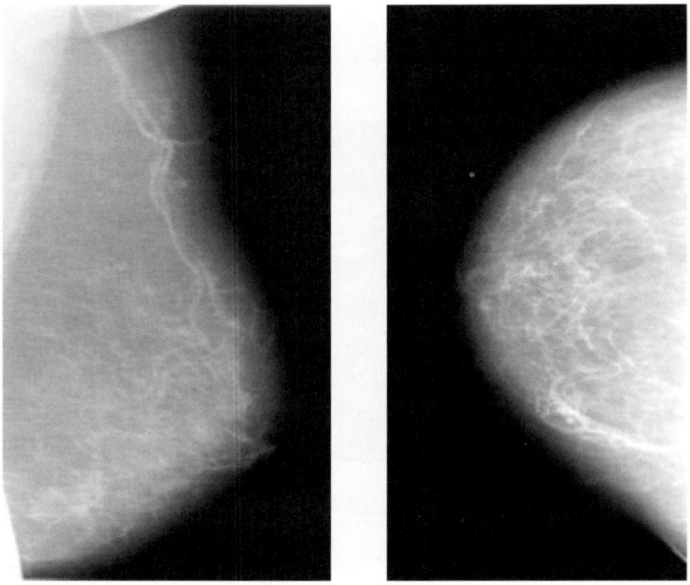

乳腺组织几乎完全被脂肪组织替代

图 45

2. 少腺体型（25% ~50%）

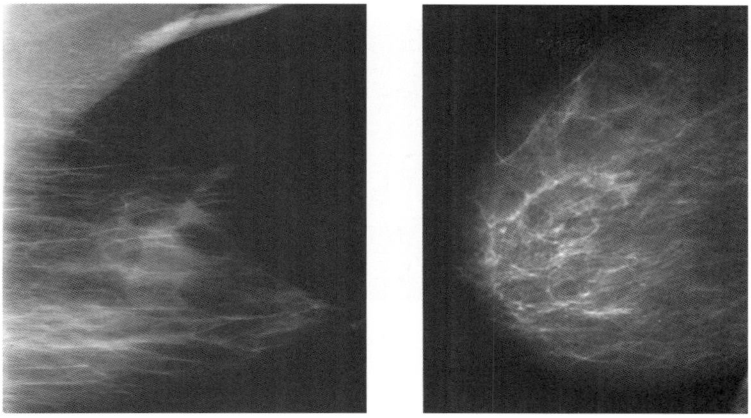

有散在的纤维腺体影

图46

3. 多腺体型（50% ~75%）

乳腺组织分布不均匀，呈密度不均匀改变。此型会降低病灶检出的敏感性。

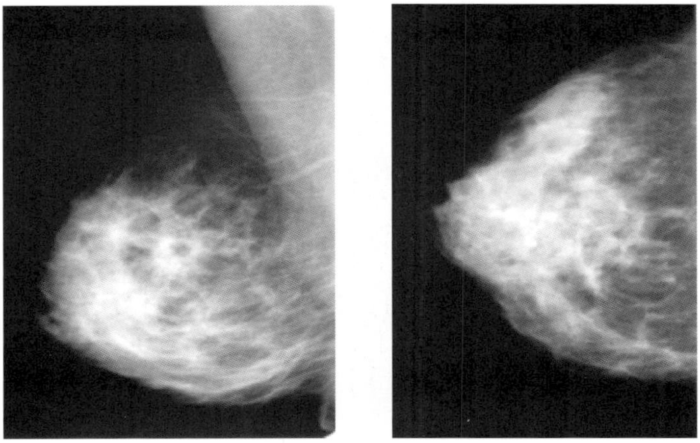

图47

4. 致密型（>75%）

乳腺组织非常致密，可能会掩盖其中的病灶。乳腺癌发生的危险性与乳腺X线分型无明确关系。

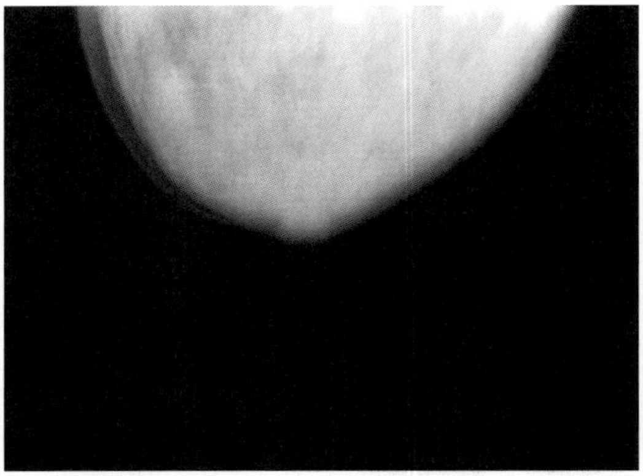

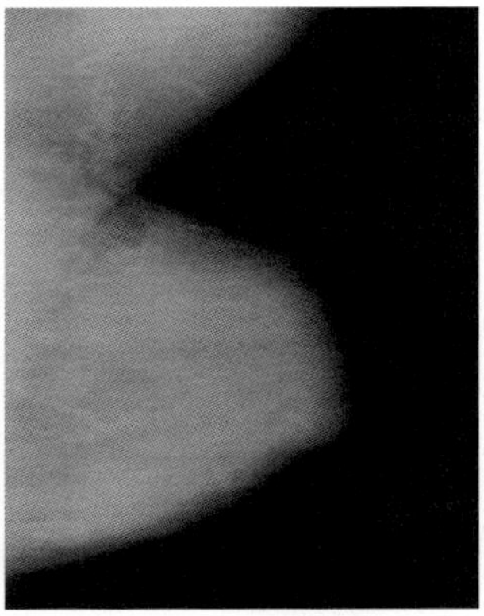

图48

（二）BI－RADS分级

1．评估是不完全的

0级：需要其他影像学检查进一步评估。常在普查情况下应用，在完全的影像学检查后则很少用。推荐的其他影像学检查方法包括局部加压摄影、放大摄影、特殊投照体位、超声等。

2. 评估是完全的——最后分类

（1）1级：阴性，无异常发现。乳腺是对称的，无肿块、结构扭曲和可疑钙化现象。

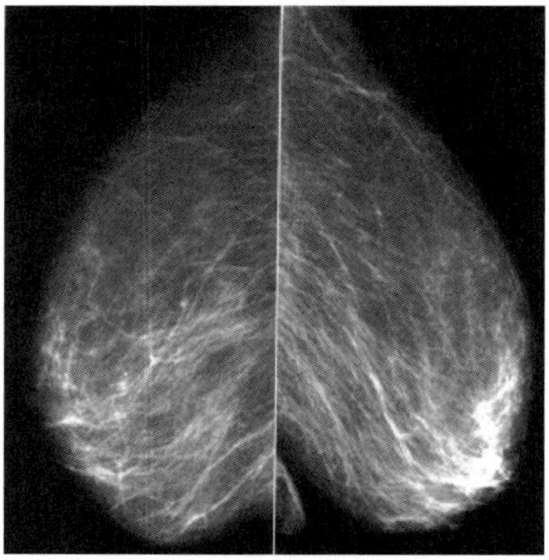

图49　1级——阴性

（2）2 级：良性发现，也可能是阴性的 X 线发现。其包括钙化的纤维腺瘤、多发的分泌性钙化、含脂肪的病变（油脂性囊肿、脂肪瘤、输乳管囊肿及混合密度的错构瘤）、乳腺内淋巴结等。但总的来说并无恶性的 X 线征象。

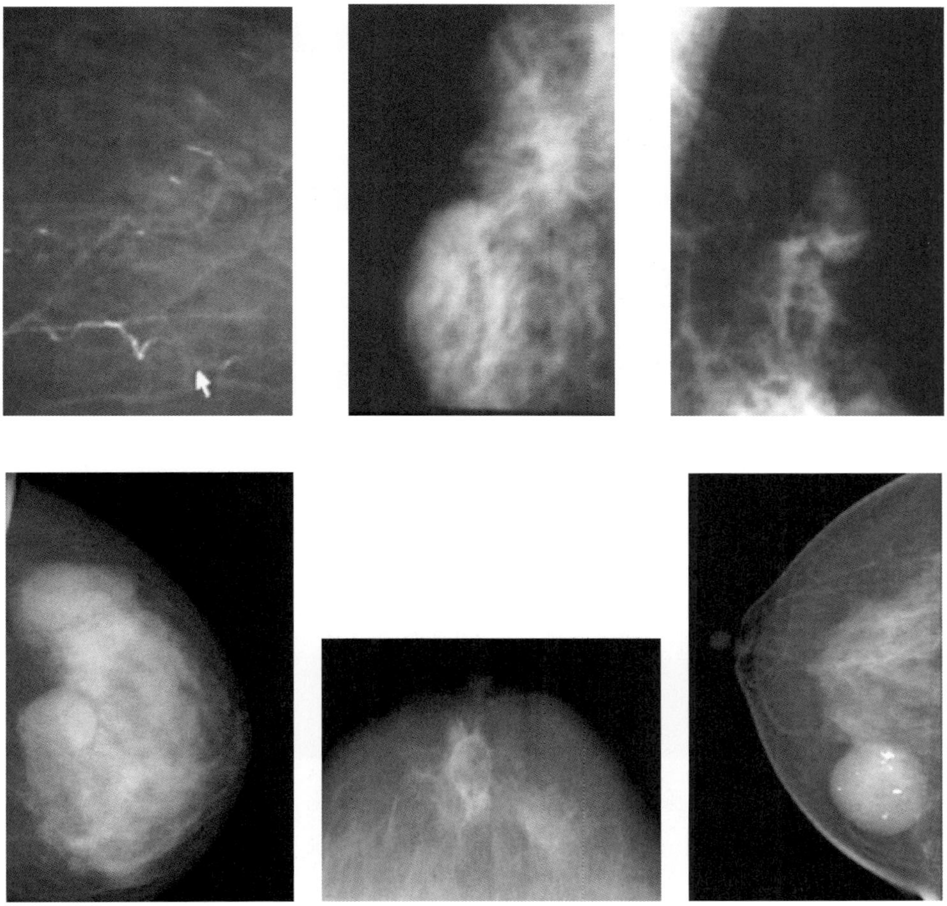

图 50　2 级——良性发现

（3）3 级：可能是良性发现，建议短期随访。放射科医生期望此病变在短期（一般为 6 个月）随访中稳定或缩小，以此来证实他的判断。这一级的恶性率一般小于 2%。

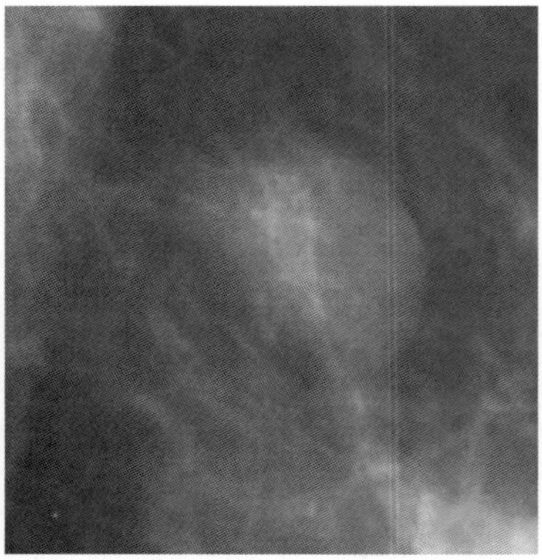

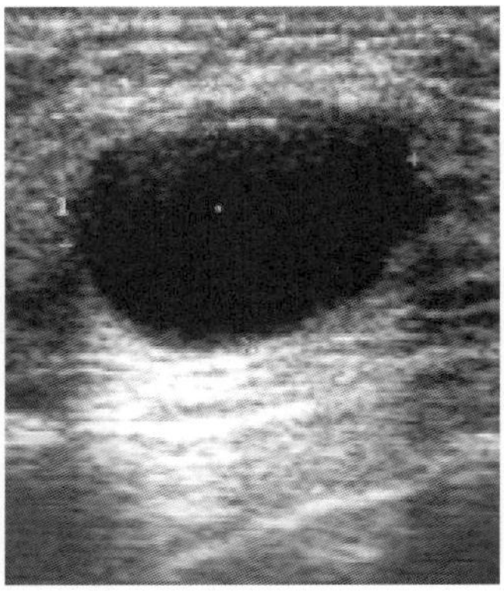

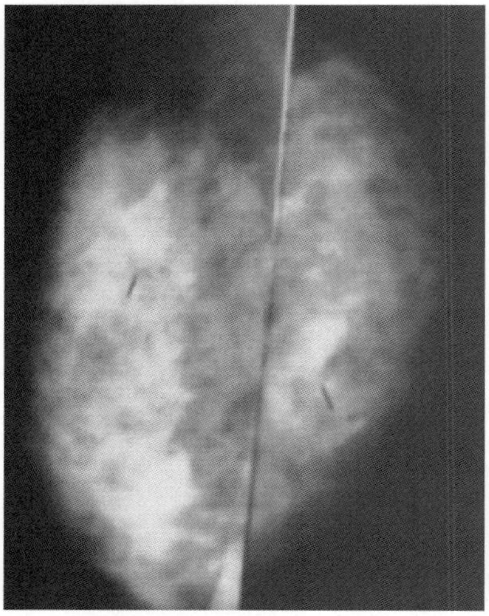

局灶性不对称（腺病）

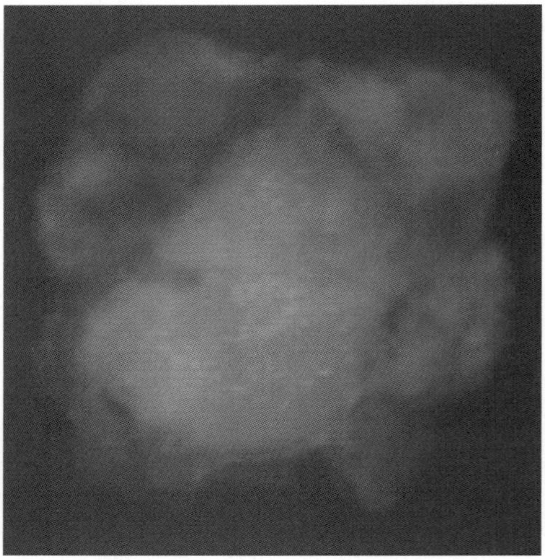

钙化（硬化性腺病）

图 51　3 级——可能是良性发现

（4）4 级：可疑异常，要考虑活检。其恶性的可能性各家报道不一，一般认为在 30% 左右。

此级又分为 A、B、C 三级：①4A 需要活检，但恶性可能较低；②4B 恶性可能中度；③4C 进一步怀疑恶性，但未达到 5 级。

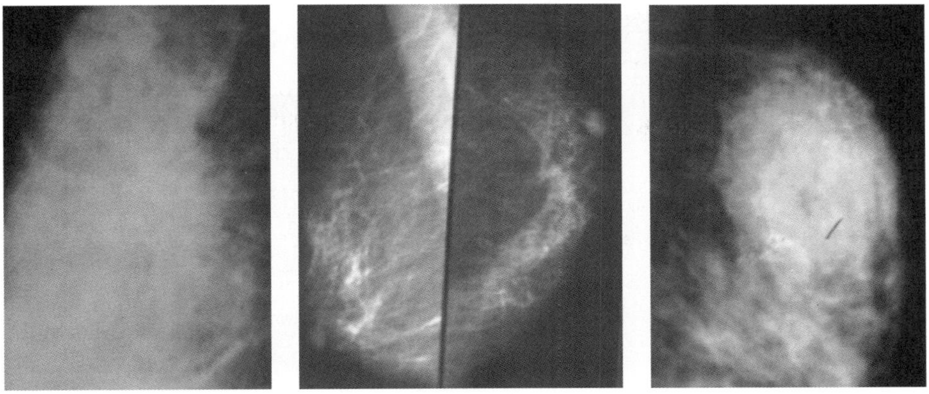

4A：硬化性腺病　　4B：粘液腺癌　　4C：导管原位癌

图 52　4 级——可疑异常，要考虑活检

（5）5 级：高度怀疑恶性，临床应积极采取措施。检出恶性的可能性为 90% 左右。

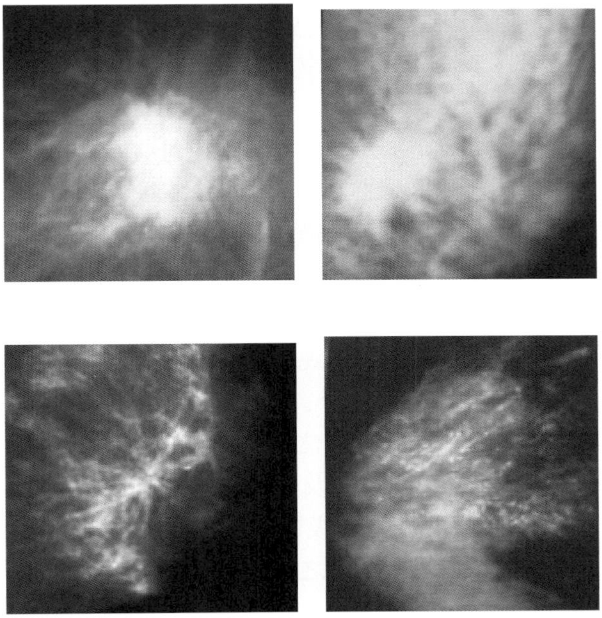

图 53　5 级——高度怀疑恶性

（6）6级：已经活检证实为恶性。

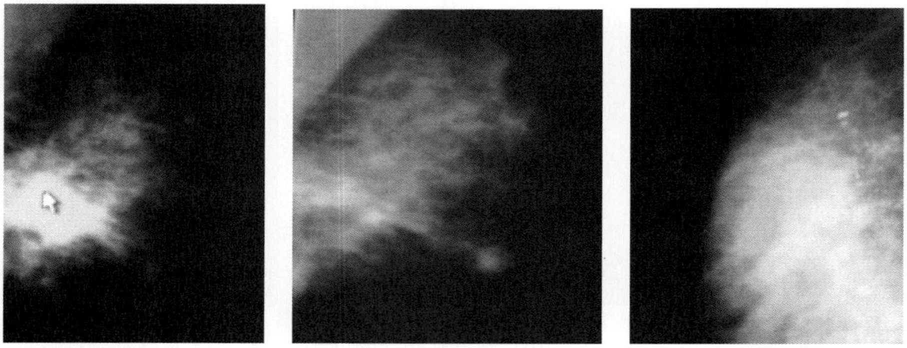

图54　6级——恶性

（三）BI－RADS分级面临的问题

（1）BI－RADS分级系统并未强调肿块在X线片上的大小与临床触诊的大小的差异性：在乳腺癌中，受癌肿周围水肿、炎性浸润及纤维化部分的影响，临床触诊肿块的大小较X线片上大，而良性肿块临床触诊的大小一般小于或等于X线片上的。

（2）有乳头溢液症状而X线片无阳性征象的和临床触及肿块而X线片阴性的，归属于BI－RADS 0级，建议进一步进行影像学检查。需强调的是，临床医生对肿块大小、形态应作完整的描述，以供放射科医生参考。

（3）BI－RADS分级系统对典型的良恶性钙化和肿块作了归类，但对其他征象并无明确的分级定义，如对结构扭曲和不对称的致密影均无量化定义，最后的评价分级均与影像科医生的主观经验有关，有时误差比较大。

（4）是否可以添加一个综合评分：分别给直接征象、间接征象定义一个分值，用X线片上所有征象分值相加之和来判断良恶性。

（5）BI－RADS分级系统不够普及，部分影像科医生与临床医生不清楚，尤其是在BI－RADS分级系统的“4级”中，病变的良恶性跨度较大，常混淆不清。需加强影像科医生与临床医生之间的沟通，统一评判标准。

（6）BI－RADS分级系统常与影像科医生的经验判读密切相关，而部分医生对BI－RADS分级系统认识不够，因此需对这部分医生加强培训，以便其充分、准确地掌握BI－RADS分级系统。

附广东省妇幼保健院乳腺 X 线片报告单：

广东省妇幼保健院

X－Ray 检查报告单

检查日期：　　　　　　　　　　　　　　　　报告日期：

姓名	性别	年龄	科别	病床

双侧乳腺高频钼靶摄影

征象描述

双乳腺呈多腺体型，双乳腺体呈多量斑片样、絮片样及类结节样致密影。双乳未见明确肿块、钙化及结构扭曲。双乳 Cooper 韧带轻度增厚。双乳未见明显增粗的血管及增生的导管影。双乳晕、乳头和皮肤未见明显异常。双腋下未见明显肿大淋巴结影。

影像诊断

双乳腺呈多腺体型，符合 BI－RADS 2 级改变。

报告医生：　　　　　审核医生：　　　　　签名：

广东省妇幼保健院

X－Ray 检查报告单

检查日期：　　　　　　　　　　　　　　　　报告日期：

姓名	性别	年龄	科别	病床

双侧乳腺高频钼靶摄影

征象描述

双乳腺呈多腺体型，双乳腺体呈多量斑片样及絮片样致密影。左乳下方可见局部腺体稍显纠集。双乳未见明确肿块、钙化及结构扭曲。双乳 Cooper 韧带轻度增厚。双乳未见明显增粗的血管及增生的导管影。双乳晕、乳头和皮肤未见明显异常。双腋下未见明显肿大淋巴结影。

影像诊断

双乳腺呈多腺体型，左乳符合 BI－RADS 3 级改变，右乳符合 BI－RADS 2 级改变。

报告医生：　　　　　审核医生：　　　　　签名：

广东省妇幼保健院

X－Ray 检查报告单

检查日期：　　　　　　　　　　　　　　　　报告日期：

姓名	性别	年龄	科别	病床

双侧乳腺高频钼靶摄影

征象描述

双乳腺呈多腺体型，双乳腺体呈多量斑片样及絮片样致密影。右乳外上方似见一约 22 mm × 18 mm 肿块，边界模糊不清。双乳未见明确钙化及结构扭曲。双乳 Cooper 韧带轻度增厚。双乳未见明显增粗的血管及增生的导管影。双乳晕、乳头和皮肤未见明显异常。双腋下见空心淋巴结影。

影像诊断

双乳腺呈多腺体型，右乳符合 BI－RADS 4 级改变，左乳符合 BI－RADS 2 级改变。

报告医生：　　　　　　审核医生：　　　　　　签名：

广东省妇幼保健院

X－Ray 检查报告单

检查日期：　　　　　　　　　　　　　　　　报告日期：

姓名	性别	年龄	科别	病床

右侧乳腺高频钼靶摄影

征象描述

右乳腺呈多腺体型。右乳腺体呈大量斑片状、絮片状及类结节样致密影。右乳外上象限可见较多细小不规则钙化及成堆的泥沙样钙化。右乳未见明确肿块及结构扭曲。右乳 Cooper 韧带未见增厚。右乳未见明显增粗的血管及增生的导管影。右乳晕、乳头和皮肤未见明显异常。右腋下见 2 个直径为 13 ~ 15 mm 肿大淋巴结。

影像诊断

右乳腺呈多腺体型，符合 BI－RADS 5 级改变，建议手术治疗。

报告医生：　　　　　　审核医生：　　　　　　签名：

附录二　乳腺磁共振成像检查

张嫣

乳腺X线摄影一直是乳腺疾病影像学检查的主要方法，但此方法对致密型乳腺、乳房成形术后、手术瘢痕及保乳术前的评价存在很大的局限性。乳腺磁共振成像（MRI）检查对软组织有良好的分辨率，能很好地显示肿瘤的形态学特征和血流动力学特征，与X线摄影和超声影像检查相比，它在早期乳腺癌诊断方面有更高的敏感性，已成为乳腺影像学检查的一种主要补充手段。

一、乳腺MRI检查的适应证

（1）病变的定性诊断：当乳腺X线摄影或超声影像检查不能确切地显示病变的形态、大小、边缘等特征，以及确定病变的性质时，可以考虑采用MRI检查，以明确性质。

（2）病变范围的判断：由于MRI检查对浸润性乳腺癌有更高的敏感性，因此它能发现其他影像学检查所不能发现的多灶病变和多中心病变。MRI检查能在制订外科手术计划时提供非常有用的信息。

（3）浸润深度的判断：MRI检查有助于显示和评价癌肿对胸前筋膜、胸大肌、前锯肌以及肋间肌的浸润，有助于手术计划的制订。

（4）新辅助化疗：对于已确诊为乳腺癌，同时需进行新辅助化疗的病人而言，在化疗前、化疗中及化疗结束时进行MRI检查，有助于对病变进行化疗反应性的评估和化疗后残余病变范围的判断。大量研究表明，MRI检查优于乳腺X线摄影及超声影像检查，也优于临床检查。

（5）腋窝转移，原发灶不明：对于腋窝转移性淋巴结，临床检查、X线摄影及超声影像检查都为阴性的病人，MRI检查有助于发现乳房内隐匿的癌灶，并确定位置和范围，有利于进一步治疗；阴性的MRI检查结果有助于排除乳房内的原发灶，避免全乳切除。

（6）保乳手术后复发的监测：对于乳腺癌保乳手术（包括组织成形术）后，临床怀疑局部复发，但临床检查、乳腺X线摄影或超声影像检查都不能确定的病人，MRI检查有助于鉴别肿瘤复发和术后瘢痕。

（7）乳房成形术后：对于乳房假体植入术后乳腺X线摄影评估困难者，MRI检查有助于乳腺癌的诊断和对植入假体完整性的评价。

（8）用于高危人群（有明显的乳腺癌家族史或携带BRCA1/2基因的女性）的筛查。

（9）MRI检查引导下的穿刺活检。

二、乳腺MRI检查的方法

1. 检查前准备

（1）临床信息：临床医生所提供的信息对乳腺MRI检查和报告非常重要，所需临床信息应包括症状和体征、相关的病史、有无前片及其他相关检查（包括乳腺X线摄影、B超）、是否已经达到组织学诊断以及MRI检查的目的等。

（2）最佳检查时间：由于正常乳腺组织的增强在月经周期的分泌期最为显著，所以推荐把MRI检查安排在月经周期的第二周进行。

2. 磁场和线圈

（1）磁场。对于扫描机磁场强度的要求，通常推荐采用高场1.5 T以上的扫描机进行乳腺MRI检查，以获得较好的信噪比和脂肪抑制效果。

（2）线圈。必须采用乳腺专用线圈，推荐采用相控阵线圈及并行采集技术，以便双乳同时成像，同时也有利于获得较好的时间和空间分辨率。体位采用患者头先进，俯卧于胸腹部支撑垫上，使双侧乳腺自然悬垂于线圈窝内，头颈部稍垫高。

3. 扫描序列及方法

（1）常用的成像序列有自旋回波序列、快速自旋回波序列、梯度回波序列和乳腺动态容积成像序列。

（2）为了进行病变的形态学评估，需要获得高的空间分辨率，避免部分容积效应，因此扫描层厚度不应超过 3 mm，层面内的分辨率应小于 1.5 mm，单次扫描时间不应超过 2 分钟。

（3）在定位扫描和平扫后，常规行动态增强扫描（DCE - MRI），对比剂采用 Gd - DTPA，用量为 0.1 ~0.2 mmol/kg，于 10 秒内快速静脉团注，继而快速推注 10 mL 0.9% 氯化钠注射液冲管。采用 2D 或 3D 快速梯度回波序列 T1WI 的不同时相动态扫描，并用脂肪抑制技术，需要在增强后的 5 分钟内至少连续采集 3 次，并注意保持扫描参数的一致性。

（4）在动态增强扫描的基础上，若设备条件允许，可进一步行 MRI 功能性成像，如磁共振弥散加权成像（DWI）和磁共振波谱分析（MRS），以提高诊断的特异性。

4. 动态增强后的后处理

在 MR 图像后处理工作站上对增强灶进行分析，包括病灶和正常组织强化率的定量分析、绘制时间—信号强度曲线（TIC）、数字减影血管造影成像、最大密度投影（MIP）和多平面重建（MPR）等。早期强化率（ER）的计算公式为：$ER=(SI_{1min}-SI_0)/SI_0$，SI_{1min}为 1 分钟时的强化信号强度，SI_0为平扫时的病变信号强度，ER 能反映病变内 MVD、管壁渗透性等微循环状况。增强后的数字减影可以去除高信号的脂肪和部分伪影，更加清晰地显示病变。MIP 能将强化的结构显示在同一幅图像上，有利于分辨血管和病灶，更加直观地显示多中心病灶。MPR 通过将动态扫描后的 3D 图像进行矢状位和横轴位的重组，以清晰观察病变的三维形态及沿导管方向走行的病变。时间—信号强度曲线采用 MR 自带的分析软件对增强灶进行分析，根据病变最高强化区 ROI 测量值绘制出曲线，用于良恶性病变的鉴别。

三、乳腺 MRI 检查报告规范

美国放射学会（ACR）于 2003 年首次出版了 BI - RADS - MRI 标准，规范了乳腺 MRI 检查的影像术语、诊断标准及乳腺 MRI 检查报告系统。

（一）形态学征象

依据 BI - RADS - MRI 标准，增强后的乳腺异常强化被定义为增强后其信号强度高于正常乳腺实质的强化。异常强化表现分为局灶性病变、肿块和非肿块样强化（见下表）。

乳腺MRI检查的描述性术语

局灶性病变	
肿块形态	非肿块样强化
圆形	点灶性强化
卵圆形	线样强化
分叶状	导管样强化
不规则形	段样强化
肿块边缘	区域性强化
光滑	多发区域性强化
不规则	弥漫性强化
毛刺状	非肿块样强化的其他描述方式
肿块强化方式	均匀强化
均匀强化	不均匀强化
不均匀强化	点簇状强化
内部低信号分隔	成群强化
内部分隔强化	网状/树突状强化
中心强化	
边缘强化	

1. 局灶性病变

局灶性病变是指小斑点状强化灶，也可为多发斑点状强化灶，散布于乳腺腺体或脂肪内，难以描述它的形态和边缘特征，没有明确的占位效应。点状病灶很常见，需根据临床作出评价。单个病灶通常小于5 mm。多见于良性病变或与激素相关。

2. 肿块

肿块是指具有三维立体结构的占位性病变，对肿块的描述应包括形态、边缘和内部强化方式。对形态和边缘的分析应在动态增强早期的图像上观察，以免由于病变内对比剂廓清或周围乳腺组织的渐进性强化而影响观察。

（1）形态：圆形、卵圆形、分叶状和不规则形。

（2）边缘：光滑、不规则和毛刺状。不规则和毛刺状边缘多提示恶性。

（3）强化方式：均匀强化、不均匀强化、内部低信号分隔、内部分隔强化、中心强化和边缘强化。均匀强化常提示良性，但当病灶较小时，要提高警惕，需结合时间—信号强度曲线综合分析；不均匀强化多提示恶性；内部低信号分隔是纤维腺瘤的典型表现，如有光滑规整或小分叶的边缘时，则更能证实；内部分隔强化和中心强化往往是恶性的表现；边缘强化除了合并感染的囊肿（囊肿T2WI呈高信号）和脂肪坏死（结合临床病史和X线表现）外，高度提示恶性，是恶性肿瘤最具特异性的征象，最有可能是高级别的浸润性导管癌。

3．非肿块样强化

非肿块样强化是指除局灶性病变或肿块以外的某些区域的异常强化，没有肿块的三维结构或明显的肿块特征，常需描述其分布、内部强化方式和双侧强化是否对称。

（1）根据分布不同，可分为以下几种：①点灶性强化（强化区域小于一个象限的1/4，异常强化病变之间有脂肪或正常腺体组织）；②线样强化（强化表现为线样，其分布不符合一支导管系走向，在3D或其他方位影像上可表现为片状）；③导管样强化（其分布符合一支导管系走向，可有分支，指向乳头）；④段样强化（呈三角形或圆锥形强化，尖端指向乳头，符合一支或多支导管及其分支走向）；⑤区域性强化（不符合导管分布区的较大范围的强化）；⑥多发区域性强化（两个或两个以上的较大范围的强化，且分布不均）；⑦弥漫性强化（分布于整个乳腺的广泛散在的强化）。导管样强化和段样强化常提示恶性病变，常见于导管原位癌、浸润性导管癌和导管上皮非典型增生，也有可能是乳头状瘤或硬化性腺病。区域性强化、多发区域性强化及弥漫性强化多提示良性病变或正常的纤维腺体组织，但有时多中心发生的导管癌也会有此表现。

（2）根据内部强化方式不同，分为均匀强化、不均匀强化、点簇状强化、成群强化及网状/树突状强化。多发的点簇状强化通常不便以数计算，大约1 mm的均匀点状散在分布于腺体的某一区域，但与导管走行无相关性，常提示为正常乳腺实质或纤维囊性改变。成群强化为成群集结的形态不一的结节点样强化，可呈串珠或鹅卵石样，常提示导管原位癌。网状/树突状强化提示正常的脂肪和腺体组织间的界面丢失、破坏，一般出现在做过腺体对合（局部切除术）的病人身上，使得条索状的腺体组织与脂肪相间，也可见于炎性乳腺癌或淋巴结转移。

（3）对于异常强化，还应描述双侧乳腺强化是否对称。对称强化指双乳强化呈镜面对称，多提示良性。除此之外，皆称为非对称强化。非对称性增强是对非肿块性增强进一步描述的修饰词，用于描述在双侧乳腺扫描中，一侧乳腺中某区域的增强比对侧更明显。

（4）其他伴随征象。其他伴随征象包括乳头浸润和内陷、皮肤增厚（局部或弥漫）和浸润、腋下淋巴结肿大、平扫导管高信号征、水肿、异常无信号区、血肿或出血、囊肿、胸壁浸润、胸大肌浸润。

（二）时间—信号强度曲线（TIC）

在BI－RADS分级系统中，时间—信号强度曲线是最重要、最直观的诊断指标，描述了对比剂注入后病变信号强度随时间变化的特征。对其描述包括两个阶段：第一阶段为早期时相（注药后2分钟内），信号强度表现为缓慢、中等或快速增强；第二阶段为延迟时相（注药后2分钟后），信号强度的变化决定了曲线的形态。按照时间—信号强度曲线的形态，将之分为三种类型：①I型（渐进型）：在动态观察时间内，信号强度缓慢持续增强（2～7分钟信号强度的增强超过10%）；②II型（平台型）：早期明显增强后，在增强的中后期信号强度维持在一个平台水平（2～7分钟信号强度的增强或减弱在10%左右）；③III型（廓清型）：早期增强后，在增强的中后期信号强度明显减弱（2～7分钟信号强度的减弱超过10%）。其中，I型提示良性，II型提示可疑恶性，III型高度提示恶性，反映了乳腺癌具有“速升速降”的强化特点。II型良恶性有一定的重叠，对这部分重叠的大小，各文献的报道略有不同。

（三）诊断标准

BI－RADS－MRI标准指出，分析病变需结合形态学表现与血流动力学表现两个方面，诊断标准一方面依据病变形态学表现，另一方面依据动态增强表现，即时间—信号强度曲线的特征。对于病变良恶性的诊断，动态曲线特征起到了决定性的作用，有助于指导临床采取下一步的诊疗手段。有文献报道，以早期增强率大于70%和Ⅱ型或Ⅲ型曲线作为诊断乳腺癌的标准，其敏感度均高达90%。对于一些乏血供的病灶或病变局限于导管内的导管原位癌而言，由于其具有发生部位局限、血供少以及多有钙化的特点，形态学评价的权重往往大于血流动力学的，此时需从病变的形态特征上来诊断。如形态学表现为导管样或段样强化，即使动态增强表现为缓慢延迟强化，曲线呈I型，亦应考虑到恶性的可能。

（四）评估分级

1. 评估是不完全的

0级：需要其他影像学检查进一步评估。常用于扫描条件不满意、未做动态增强成像或需要更多信息以解释扫描图像的情况下。推荐的其他影像学检查方法：运用适当的技术再次进行 MRI 检查、从其他影像表现（乳腺 X 线摄影、超声影像检查等）获取信息或结合既往乳腺病史。

2. 评估是完全的——最后分类

（1）1 级：阴性，无异常发现。无异常增强发现，双侧乳腺对称，无强化的肿块、结构扭曲和可疑增强发现。建议常规随访。

（2）2 级：良性发现。其包括钙化的纤维腺瘤、囊肿、非强化的陈旧性瘢痕、含脂肪的病变（如油脂性囊肿、脂肪瘤、输乳管囊肿及混合密度的错构瘤）、植入体等。无恶性征象。

（3）3 级：可能是良性发现，建议短期随访。良性的可能性比较大，但需要通过随访确认其稳定性。较可疑者可 3 个月后随访，一般情况下是半年。

（4）4 级：可疑异常。此类病变无特征性的乳腺癌形态学改变，但有低度到中度恶性的可能。建议临床医生做穿刺活检。

（5）5 级：高度怀疑恶性，应进行临床干预。这一类病变恶性的可能性很大。

（6）6 级：活检已证实为恶性，进行 MRI 检查以作进一步评估。

附录三　乳腺微钙化的 X 线定量分析

洪庆山

乳腺 X 线检查在乳腺癌早期诊断、乳腺良恶性病变鉴别以及乳腺癌术前临床分期等方面具有非常重要的作用，一直是乳腺影像学检查的第一选择。其主要征象为乳腺钙化与乳腺肿块。

乳腺钙化是指乳腺组织内的钙沉积，其形成因素有多种，如肿瘤组织的退行性变、导管内癌的坏死、分泌含钙盐物质、血管钙化、良性肿瘤、乳汁及皮肤等的钙化。但是在乳腺恶性钙化的发生机制上，尚未统一认识。目前，学者主要有两种观点：一种是坏死细胞矿化论；另一种是细胞活跃分泌学说。临床上将小于 1 mm 的钙化定义为微钙化（microcalcification），国外统计资料表明，30% ~50% 的乳腺恶性肿瘤伴有微钙化。因此，微钙化在乳腺癌的影像学诊断中具有重要的临床意义，是早期发现乳腺癌及制订正确的治疗方案的可靠保证之一。

此外，一些良性病变，如硬化性腺病、乳腺结构不良、错构瘤、放射性瘢痕、纤维囊性病、纤维腺瘤等亦可见微钙化。可见，微钙化既可能是恶性病变，也可能是良性病变。单纯地以“有无微钙化”来诊断乳腺癌，其特异度较差。

一、微钙化的定量分析工具

微钙化的定量分析包括形态分型、数量、分布方式、分布于何侧、是否伴有肿块等。①微钙化的形态分型可参考 1984 年 Le Gal 分型（见图 1）；②微钙化在计算数量时选取钙化最密集分布区域的单位面积内钙化数

（枚/cm^2），以 0～10、11～20、21～30 和 30 以上为标准分组；③微钙化的分布方式根据美国放射学会 2003 年制定的乳腺影像报告和数据系统（Breast Imaging Reporting and Data System，BI－RADS）分为簇状分布、线样分布、段样分布、区域性分布和弥漫分布。

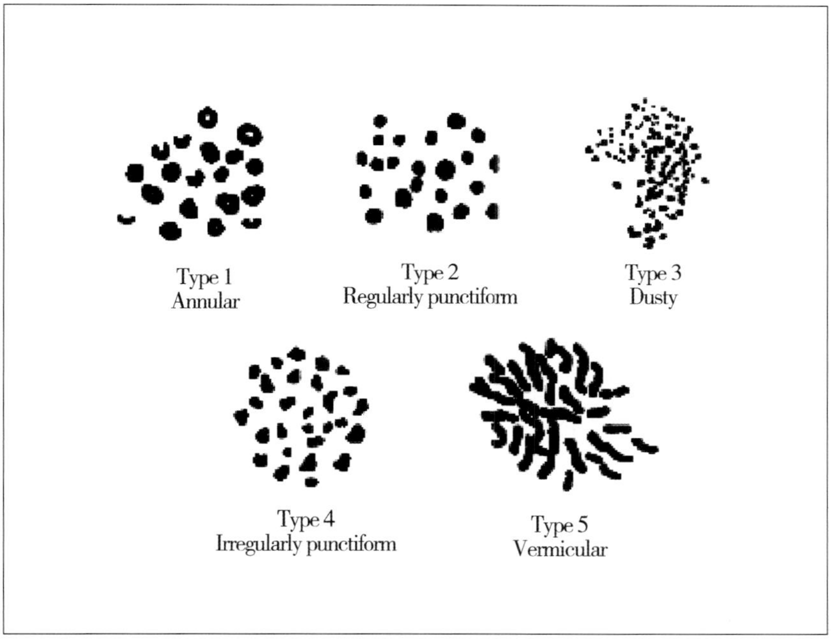

图 1　Le Gal 乳腺微钙化分型

注：Ⅰ型：环形（Annular）钙化；Ⅱ型：形态规整的点状（Regularly punctiform）钙化；Ⅲ型：泥沙样（Dusty）钙化；Ⅳ型：形态不规整的点状（Irregularly punctiform）钙化；Ⅴ型：蠕虫样（Vermicular）钙化。

二、微钙化征象与病理的关系

微钙化是早期乳腺癌的重要影像征象，但并非所有的微钙化都代表恶性病变。有学者报道，对乳腺 X 线摄影检出的可疑微钙化进行定位穿刺活检，结果显示仅 32.6% 为恶性。笔者所在的课题组回顾分析了 2009 年 5 月至 2010 年 10 月广东省妇幼保健院行切除手术的 111 例乳腺微钙化病例，恶性病灶仅占 45%。因为乳腺腺病、导管内乳头状瘤、纤维腺瘤、脂肪坏死均可以表现为钙化（见下表），所以，单纯地以“有无微钙化”来诊断乳腺癌，其特异度较差。

111 例微钙化的病理结果

病理类型	例数
恶性病灶	50（45.0%）
导管内癌	9
浸润性导管癌	32
浸润性小叶癌	5
粘液癌	1
乳头状癌	2
髓样癌	1
良性病灶	61（55.0%）
乳腺腺病	33
导管内乳头状瘤	8
纤维腺瘤	11
脂肪坏死	9

三、微钙化形态的 Le Gal 分型与病理的关系

微钙化形态的 Le Gal 分型与病灶的良恶性具有良好的相关性：随着微钙化形态的变化，病灶的恶性比例逐渐递增。Ⅰ型为典型良性钙化，Ⅱ型和Ⅲ型需要结合其他影像征象判断，Ⅳ型和Ⅴ型大多为恶性钙化。

目前 Le Gal 分型在国内较少使用，国内大都在推广使用乳腺疾病 BI－RADS 分类。BI－RADS 分类由美国放射学会制定，是对乳腺癌三大主征（肿块、钙化、结构扭曲）的分类，但 BI－RADS 对钙化的分类比较简单，包括良性、交界性、典型恶性三类。Le Gal 分型是针对钙化的分类，分为五类，该分类更细致、更全面，能避免过度活检和手术，在欧洲应用较广。

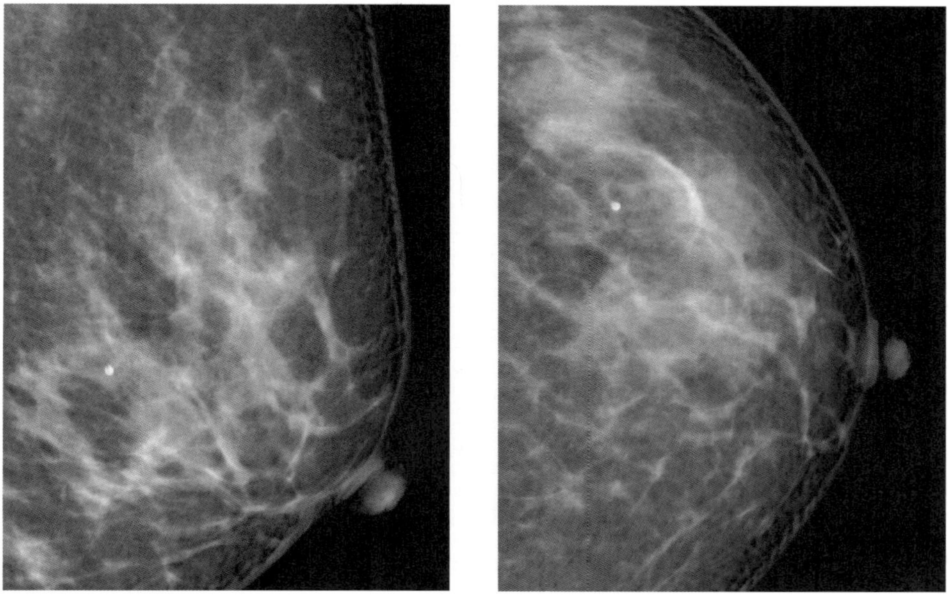

图 2　Le Gal Ⅰ型

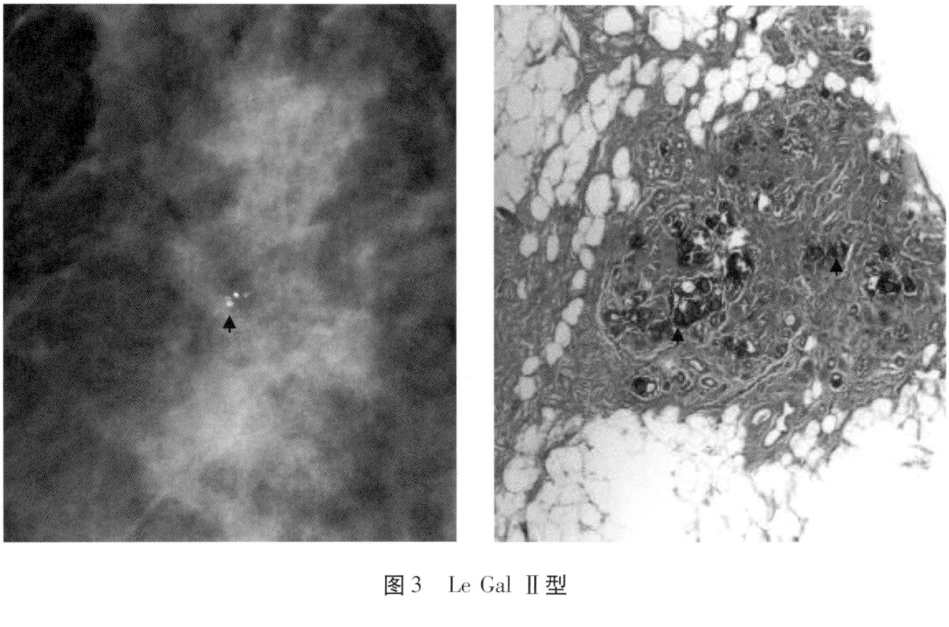

图 3　Le Gal Ⅱ型

注：女性，41 岁，左乳钙化。左图：腺体内数个形态规整的点状钙化；右图：乳腺腺病，箭头示乳腺结节状纤维增生，小叶终末单位腺体退化，呈大量的颗粒样钙盐沉积。

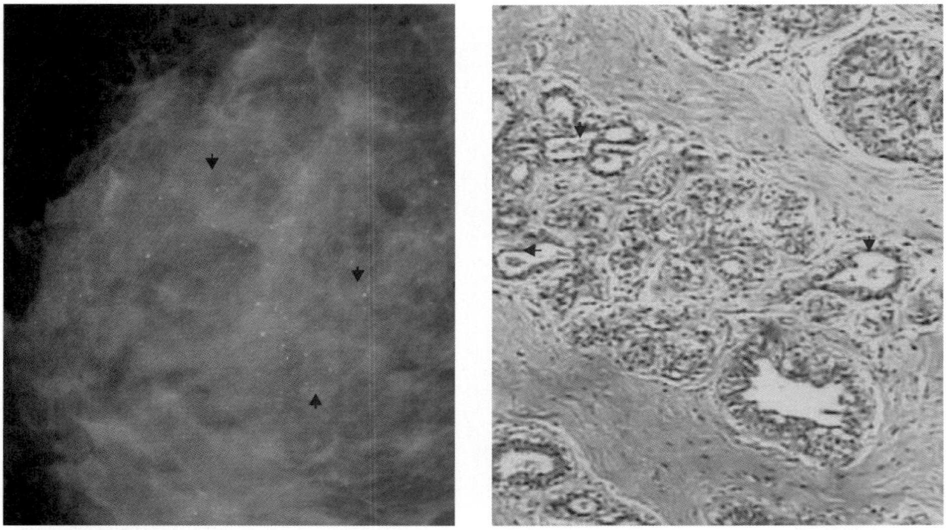

图4　Le Gal Ⅲ型

注：女性，43岁，右乳刺痛2周。左图：右乳内弥漫分布细小的点状钙化，符合BI－RADS 3级改变；右图：乳腺腺病，箭头示导管腔内见纤细钙盐沉积。

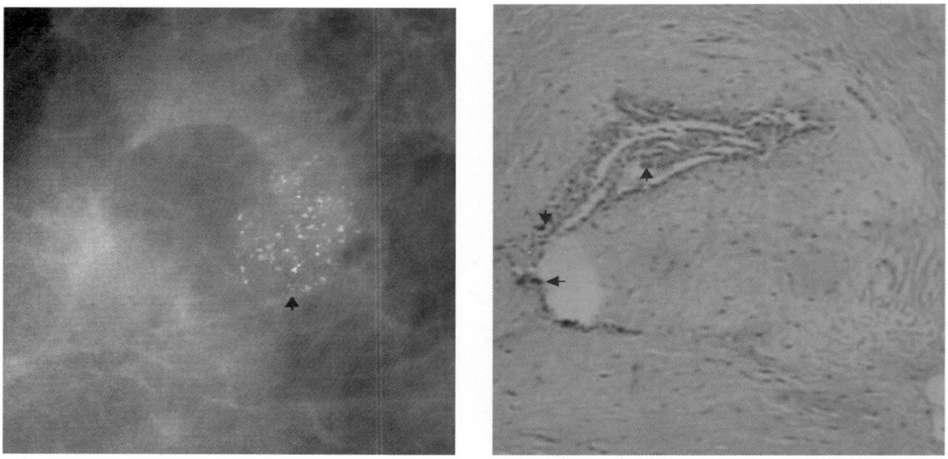

图5　Le Gal Ⅳ型

注：女性，28岁，发现双乳肿块2个月。左图：右乳上方见一不规则形稍高密度肿块影，大小约1.6 cm×1.0 cm，边缘不清，肿块内见密集的多形性钙化，符合BI－RADS 4级改变；右图：乳腺纤维腺瘤，导管壁内可见细条状钙盐沉积。

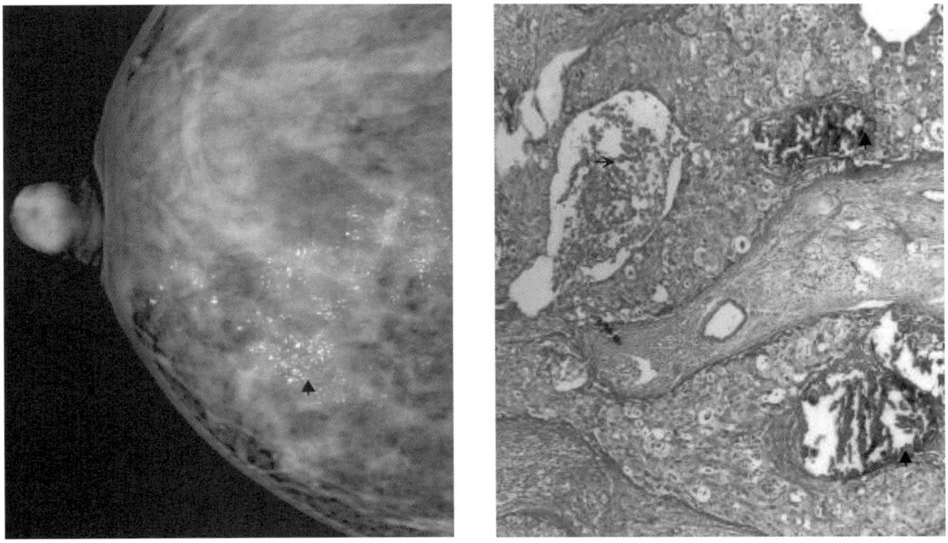

图6　Le Gal Ⅳ型

注：女性，34岁，自觉右乳肿块4周。左图：右乳内侧可见段样分布的多形性钙化，伴有不规则形肿块；右图：浸润性导管癌，导管腔内可见条索状钙化（钝箭头）和潜钙化（尖箭头）。

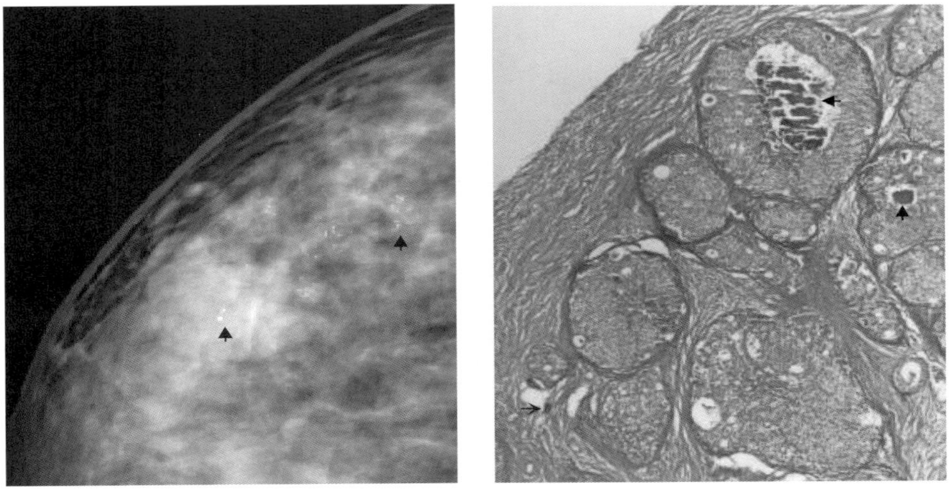

图7　Le Gal Ⅴ型

注：女性，44岁，右乳肿块8周。左图：右乳外上可见段样分布的蠕虫样钙化，伴有肿块；右图：浸润性导管癌。

四、微钙化伴肿块与病理的关系

恶性钙化多伴有肿块，良性钙化多不伴有肿块。微钙化伴有肿块的相对危险度是不伴有肿块的 7.354 倍。组织学上，钙化既可发生于癌巢中心，也可发生于肿瘤的外围或远离癌组织。因此，微钙化伴有肿块时，无论钙化位于肿块内还是肿块外，均要警惕恶性的可能。但要注意的是，纤维腺瘤在其蜕变的早期也可出现微钙化。

五、微钙化数量与病理的关系

文献报道，微钙化单位面积的数量与乳腺病变的性质有关，钙化数量越多，恶性程度越高。但是，目前国内外对单位面积内钙化多少枚可提示为恶性，尚无统一标准。Fondrinier 等指出 15 ~ 20 枚/cm^2钙化可诊断为乳腺癌，国内学者则认为 3 ~ 5 枚/cm^2钙化即可诊断为可疑乳腺癌。

六、微钙化分布与病理的关系

美国放射学会 2003 年制定的乳腺影像报告和数据系统提出了钙化的分布方式是诊断乳腺良恶性病变的有力证据之一的观点。线样分布的钙化，提示来源于某一支导管，多为乳腺导管上皮癌细胞增生粉刺样坏死所致的钙化。文献报道，微钙化的簇状分布与乳腺癌并无相关性，良恶性病变均可表现为簇状分布。弥漫分布的微钙化是指钙化分布在整个乳腺内。微钙化稀疏散在分布时多为良性病变，弥漫密集分布时可能为乳腺癌。

七、微钙化密度与病理的关系

钙化灶因含钙量的高低出现密度差别，其因病程长短及钙盐沉积量的不同而不同，故可表现出高密度和低密度（潜钙化）。研究发现，微钙化的密度与乳腺癌并无相关性。因此，仅根据钙化灶密度的高低，并不能诊断是良性病变还是恶性病变。

参考文献

[1] American College of Radiology, *Breast Imaging Reporting and Data System* (4th ed.), Reston, VA: American College of Radiology, 2003.

[2] Bassett L. W., Mammographic analysis of calcifications, *Radiologic Clinics of North America*, 1992, Vol. 30, No. 1.

[3] Cheng Heng - Da, Lui Yui Man, Freimanis Rita I., A novel approach to microcalcification detection using fuzzy logictechnique, *IEEE Transactions on Medical Imaging*, 1998, Vol. 17, No. 3.

[4] Fondrinier E., Lorimier G., Guerin Boblet V., Breast microcalcifications: multivariate analysis of radiologic and clinical factors for carcinoma, *World Journal of Surgery*, 2002, Vol. 26, No. 3.

[5] Le Gal M., Chavanne G., Pellier D., Diagnostic value of clustered microcalcifications discovered by mammography (apropos of 227 cases with histological verification and without a palpable breast tumor), *Bull Cancer*, 1984, Vol. 71, No. 1.

[6] Zhang L., Sankar R., Qian W., Advances in micro - calcification clusters detection in mammography, *Computers in Biology and Medicine*, 2002, Vol. 32, No. 6.

[7] 鲍润贤主编．中华影像医学（乳腺卷）．北京：人民卫生出版社，2002.

[8] 吴亚群，薛新波主编．乳腺肿瘤．武汉：湖北科学技术出版社，2002.